Heiltee

ECON Ratgeber

Im ECON Taschenbuch Verlag sind folgende Titel von Gerhard Leibold lieferbar:

Säfte und Saftkuren. Flüssige Rohkost für Gesundheit und Wohlbefinden (TB 20436)
Sauna. Quelle der Lebensfreude und Vitalität (TB 20426)
So heilt die Natur Erkältung und Grippe (TB 20532)
So heilt die Natur Hautleiden (Tb 20533)
Heiltees (TB 20554)

Zum Buch

Das vorliegende Buch stellt praxisbewährte Teemischungen vor, die der Autor selbst entwickelt und erprobt hat. Sie können selbst aus den einzelnen Kräutern gemischt oder in der Apotheke zusammengestellt werden. Zum Teil eignen sich die Mixturen zur alleinigen Behandlung von einfachen Krankheiten, teils ergänzen sie andere Therapiemaßnahmen oder können auch vorbeugend angewendet werden.
Natürlich will diese Anleitung den Fachmann nicht überflüssig machen. Kräutertees helfen nicht bei allen Krankheiten, und nicht jede Erkrankung darf eigenmächtig behandelt werden. Aber gerade bei den verbreiteten leichteren Gesundheitsstörungen des Alltags eignen sich Heiltees oft besser als viele Pillen.

Zum Autor

Gerhard Leibold ist erfahrener Heilpraktiker, Psychotherapeut und Medizinpublizist. Er hat zahlreiche Gesundheitsratgeber u. a. im ECON Taschenbuch Verlag veröffentlicht.

Gerhard Leibold

Heiltee

Richtig zubereiten und anwenden

ECON Taschenbuch Verlag

Veröffentlicht im ECON Taschenbuch Verlag
Originalausgabe
2. überarbeitete Auflage 1996
© 1987 by ECON Verlag GmbH, Düsseldorf
Umschlaggestaltung: Init GmbH, Bielefeld
Titelabbildung: Detlef Rymarzik, Bielefeld
Die Ratschläge in diesem Buch sind von Autor und Verlag sorgfältig
erwogen und geprüft; dennoch kann eine Garantie nicht übernom-
men werden. Eine Haftung des Autors bzw. des Verlags und seiner
Beauftragten für Personen-, Sach- und Vermögensschäden ist ausge-
schlossen.
Gesetzt aus der Syntax und der Stone Serif
Satz: HEVO GmbH, Dortmund
Druck und Bindearbeiten: Ebner Ulm
Printed in Germany
ISBN 3-612-20554-4

Inhalt

Vorwort

Das Unbehagen, das heute immer mehr Menschen empfinden, wenn sie sich einer schulmedizinischen Behandlung unterziehen müssen, erklärt sich zum Teil aus der Zunahme ernster oder gar tödlicher Nebenwirkungen chemischer Medikamente. Seit der Contergan-Katastrophe kam es immer wieder zu kleineren Arzneimittelzwischenfällen; gerade in der letzten Zeit häuften sie sich und führten beispielsweise zum Verbot verschiedener häufig verordneter Rheuma- und Schmerzmittel. Daneben spielt aber auch noch das Gefühl vieler Patienten eine Rolle, daß sie zum bloßen Objekt einer seelenlosen Medizin degradiert werden, die nur Defekte »repariert«, den kranken Menschen aber nicht mehr als Ganzheit von Körper, Geist und Seelenleben versteht und umfassend behandelt.

Als Reaktion darauf steigt die Zahl der Menschen, die nach Wegen zur Selbsthilfe in vertretbaren Fällen suchen. Ihnen stehen inzwischen zahlreiche Naturheilverfahren zur Verfügung, angefangen bei Diät und Bewegung, über Entspannung und positive Selbstbeeinflussung bis hin zu modernen elektromedizinischen Geräten.

Eine hervorragende Stellung unter den biologischen Heilmitteln nehmen die Heilpflanzen ein, die zu den ältesten Arzneimitteln der Menschheit gehören. Zwar verschwanden sie nie ganz aus der Medizin, wurden aber lange Zeit vernachlässigt – und wenn man sie in der offiziellen Medizin gebrauchte, dann bevorzugt in Form fertiger Medikamente, die nur die Hauptwirkstoffe enthielten.

Inzwischen neigt man wieder dazu, nicht nur die wichtigsten Inhaltsstoffe zu verwenden, sondern getreu dem Ganzheitsprinzip möglichst alle Wirkstoffe. In Versuchen zeigte sich nämlich, daß die Ganzheit mehr als die bloße Summe ihrer Teile ist, also auch zur besseren Wirkung führt. Kräutertees, seit Jahrtausenden in der Heilkunde bewährt, kommen dem Ganzheitsgedanken sehr nahe. Außerdem erhält man fast alle rezeptfrei und kann sie selbst zubereiten. Das entspricht dem Bedürfnis nach mehr Eigenverantwortung für die Gesundheit. Das vorliegende Buch stellt praxisbewährte Teemischungen vor, die der Autor selbst entwickelt und erprobt hat. Sie können selbst aus den einzelnen Kräutern gemischt oder in der Apotheke zusammengestellt werden. Zum Teil eignen sich die Mixturen zur alleinigen Behandlung von einfachen Krankheiten, teils ergänzen sie andere Therapiemaßnahmen oder können auch vorbeugend angewendet werden.

Natürlich will diese Anleitung den Fachmann nicht überflüssig machen. Kräutertees helfen nicht bei allen Krankheiten, und nicht jede Erkrankung darf eigenmächtig behandelt werden. Aber gerade bei den verbreiteten leichteren Gesundheitsstörungen des Alltags eignen sich Heiltees oft besser als viele Pillen – und bei richtiger Anwendung drohen davon auch keine unerwünschten Begleiterscheinungen. Deshalb verdienen die altbewährten Tees es, in der Hausmedizin wie in der Schulmedizin wieder vermehrt genutzt zu werden. Dazu will dieses Buch einen Beitrag leisten.

Heilkräuter – älteste Heilmittel der Menschheit

– Einführung in die Phytotherapie –

Die Entwicklung der Pflanzenmedizin reicht weit in die graue Vorzeit zurück. Vermutlich folgte der Urmensch dem Vorbild der Tiere, von denen wir wissen, daß sie bei Erkrankungen instinktiv manche Heilkräuter »richtig« nutzen. Durch Versuche erweiterte der Mensch dann sein Wissen, das von einer Generation zur anderen überliefert und schließlich auch schriftlich niedergelegt wurde. Die ersten Aufzeichnungen über die Pflanzenheilkunde (Phytotherapie) entstanden wahrscheinlich im alten China, bald darauf aber auch in den antiken europäischen Hochkulturen am Mittelmeer.

Während diese Aufzeichnungen alle noch auf praktischen Beobachtungen beruhten und vom Weltbild der Zeiten geprägt wurden, in denen sie entstanden (also dementsprechend unsicher waren), gibt es heute eine ganze Reihe exakter wissenschaftlicher Untersuchungen. Zum Teil bestätigen sie die alten Überlieferungen, teils wurden neue Wirkungen entdeckt, aber auch einige kuriose Vorstellungen widerlegt. Leider gibt es bislang aber erst wenige gründlich erforschte Heilpflanzen, so daß man bei den meisten doch noch auf praktische Erfahrungen zurückgreifen muß. Aber je mehr Interesse die Pflanzenheilkunde findet, desto zuverlässiger werden auch die Kenntnisse davon.

Ganzheitsbehandlung durch Kräuter

Im Mittelpunkt der Pflanzenheilkunde – überhaupt der gesamten Naturmedizin – steht das Ganzheitsprinzip. Das erklärt mit, weshalb sie zum Teil selbst dann noch überraschende Erfolge erzielt, wenn andere Heilmittel versagen.

Zunächst bedeutet Ganzheit, daß der Mensch als Einheit von Körper, Geist und Seelenleben verstanden wird, eine Auffassung, die mittlerweile auch die moderne psychosomatische Medizin bestätigt. Deshalb beschränkt sich die Ganzheitsmedizin nicht darauf, die Symptome zu behandeln, sondern versucht, die Wurzeln des Übels zu beseitigen. Ein Beispiel soll das veranschaulichen:

Bei einer Erkältungswelle sind alle Menschen vermehrt den Viren ausgesetzt – aber längst nicht alle erkranken akut. Die offizielle Medizin begnügt sich damit, die Symptome der Erkältung (teils durch chemische Medikamente) zu beseitigen. Die Ganzheitsmedizin dagegen fragt, weshalb der Patient überhaupt erkrankte. War er vielleicht zum Zeitpunkt der Ansteckung in einem seelischen Tief? Oder ernährt er sich falsch und härtet sich zu wenig durch Bewegung an der frischen Luft ab? Konnte sein Organismus den Erregern nicht widerstehen, weil er vorübergehend durch Kälte, Nässe, Zugluft und ähnliche äußere Einflüsse gestört wurde? Es geht der Naturmedizin also darum, die eigentlichen Ursachen zu finden und neben den Symptomen gezielt zu behandeln. So erreicht man vollständige Heilung und stärkt die Gesundheit für längere Zeit.

Die Pflanzenheilkunde wird diesem Ganzheitsprinzip gut gerecht. Kräutertees enthalten bei richtiger Auswahl Wirkstoffe, die speziell gegen die Symptome einer Krankheit gerichtet sind, und andere, welche die Selbstheilungsregulationen des Körpers anregen.

Darüber hinaus bedeutet Ganzheit in der Pflanzenmedizin, daß möglichst keine isolierten einzelnen Wirkstoffe einer Heilpflanze verwendet werden, wie sie oft in den industriell hergestellten Fertigarzneimitteln enthalten sind. Vielmehr führt man alle Inhaltsstoffe einer Pflanze zu, die einander in ihrer Wirkung ergänzen und verstärken. Deshalb erzielt man häufig deutlich bessere Therapieergebnisse als mit den einzelnen Hauptwirkstoffen. Dieses Prinzip kann allerdings nicht immer strikt durchgehalten werden. Manche Erkrankungen erfordern die genauer und höher dosierbaren einzelnen Hauptbestandteile der Pflanze, zum Beispiel die Herzglykoside des Fingerhuts. Aber in der Mehrzahl der Fälle fährt man mit der Ganzheit besser.

Dauer und Durchführung der Therapie

Bei manchen Krankheiten wirken Heilpflanzen schneller als die meisten anderen Arzneimittel. Typisches Beispiel sind Holunder und Lindenblüten, die bei rechtzeitigem Gebrauch eine beginnende Erkältung noch über Nacht beseitigen können. Im allgemeinen muß man aber davon ausgehen, daß die Teebehandlung erst nach längerer Zeit zum bestmöglichen Ergebnis führt. Da die Krankheitsursachen durch die körpereigenen, vom Tee angeregten Selbstheilungskräfte überwunden werden, muß man dem Körper für diese Arbeit etwas Zeit lassen, unter Umständen sogar eine vorübergehende Verschlimmerung in Kauf nehmen, die sich als Zeichen des Wirkungseintritts aus der Aktivierung der Abwehrfunktionen erklärt. Ob man diese Zeit durch andere Heilmittel überbrücken muß, hängt von der Art und Schwere der Krankheit ab. Bei ernsteren Erkrankungen mit erheblichen Beschwerden (die aber ohnehin fachmännische Behandlung erfordern) kann es einleitend erforderlich sein, geeignete Medikamente einzunehmen und die Heiltees ergänzend zu gebrauchen. Nach Besserung behandelt man dann allein durch Tees nach, bis die Krankheit vollständig überwunden wurde.

Für die Durchführung der Teebehandlung gelten folgende Regeln:

- Tee wird (ausgenommen der Kaltauszug) so warm wie möglich eingenommen, denn viele pflanzliche Stoffe können nur bei bestimmten Temperaturen wirksam und/oder von den Schleimhäuten aufgenommen werden: daher kann die Wirksamkeit der Therapie entscheidend mit von der Beachtung dieser Regel abhängen; wer den Tee nicht mehrmals täglich frisch warm zubereiten kann, stellt die Tagesdosis auf einmal her und füllt sie in eine Thermoskanne, in der der Tee lange ausreichend warm bleibt.

- Heiltees trinkt man nicht wie Wasser, sondern nimmt sie in kleinen Schlucken ein; dadurch erreicht man, daß die Schleimhäute mit dem Tee »berieselt« werden und die Wirkstoffe rasch aufnehmen; das kann für die Wirksamkeit ebenfalls sehr wichtig sein.

● Einige Heiltees, vor allem solche für die Verdauungsorgane, zum Gurgeln und Inhalieren, verwendet man
ungesüßt, andere süßt man nach Geschmack; dazu
verwendet man aber keinen Zucker, der die Gesundheit gefährdet, sondern Honig (er kann selbst zusätzlich als Heilmittel wirken), bei Erkrankungen der
Atemwege auch Kandiszucker; notwendig ist das Süßen jedoch nicht.

Bei Beachtung dieser Grundregeln und natürlich unter
der Voraussetzung, daß der Tee richtig ausgewählt und
zubereitet wurde, spürt man seine heilsame Wirkung
bald und geht kein Risiko unerwünschter Begleiterscheinungen ein.

Heil- und Giftpflanzen

Weltweit kennen wir mehr als 10000 zu Heilzwecken
geeignete Pflanzen. Der größere Teil davon enthält keine giftigen Wirkstoffe. Sie kommen deshalb auch zur
Selbsthilfe in Frage. Verschiedene kennen wir auch als
Küchengewürze zum Abschmecken der Speisen und
zur Verbesserung ihrer Verdaulichkeit.

Leichtfertig darf man aber auch mit den ungiftigen
Heilpflanzen nicht umgehen und des Guten zuviel einnehmen. Die alten Ärzte lehrten schon:»Nur die Dosis
macht, ob ein Ding Gift sei.« Das gilt auch für die ungiftigen Kräuter, die bei Überdosierung zwar keine re-
gelrechten Vergiftungen, aber doch unangenehme Nebenwirkungen verursachen können. Die Wirkung wird
übrigens nicht verbessert, wenn man mehr Tee als nötig einnimmt.

Unerwünschte Begleiterscheinungen drohen von ungiftigen Heilpflanzen auch dann, wenn man sie über längere Zeit als Getränk verwendet. Das trifft beispielsweise für Kamille und Pfefferminze zu. Wie der Begriff Heilpflanze schon andeutet, sollten sie grundsätzlich nicht zum Trinken, sondern eben nur zu Heilzwecken gebraucht werden. Davon gibt es aber einige Ausnahmen, zum Beispiel Hagebuttentee, der unbedenklich als gesundes Getränk jeden Tag verwendet werden darf.

Daneben gibt es eine Reihe von Kräutern, die starke Giftstoffe enthalten, zum Beispiel der Fingerhut (Digitalis). Die Gifte werden teilweise beim Kochen zerstört, teils aber auch in unschädlicher Dosis gezielt zur Behandlung eingesetzt. Da sie meist unter Rezeptpflicht stehen, bleibt ihre Verordnung stets dem Therapeuten vorbehalten. Seine Anweisungen zur Einnahme müssen strikt eingehalten werden, denn oft ist die Grenze zwischen wirksam und schädlich bei den giftigen Kräutern sehr eng gesteckt.

Wegen der genaueren Dosierbarkeit verwendet man giftige Arzneipflanzen meist nicht als Tee, sondern in Form fertiger Arzneimittel. Häufig enthalten sie auch nur einige isolierte Hauptwirkstoffe der Pflanzen.

Möglichkeiten und Grenzen der Selbstbehandlung

Am Anfang der wirksamen Therapie steht immer die richtige Diagnose. Bei manchen Krankheiten fällt sie auch dem Patienten selbst leicht, weil die Symptome eindeutig sind, man denke an Schnupfen, Husten und Heiserkeit als typische Anzeichen einer Erkältung. Andere Erkrankungen erfordern eine gründliche fachmännische Untersuchung, ehe gezielt wirksam behandelt werden kann. Das setzt der Selbsthilfe im Krankheitsfall Grenzen. Sie müssen unbedingt beachtet werden, damit man keine ernstere Krankheit durch falsches »Herumdoktern« unnötig verschleppt, bis sie vielleicht akut lebensgefährlich wird oder überhaupt keine wirksame Hilfe mehr möglich ist.

Um jedes Risiko zu vermeiden, richtet man sich nach folgenden Grundregeln:

- Selbsthilfe ist erlaubt bei allen offensichtlich einfacheren Gesundheitsstörungen, die nicht zu höherem Fieber und/oder stärker beeinträchtigtem Allgemeinbefinden führen.

- Unklare stärkere Symptome dagegen erfordern baldige, manchmal sofortige fachmännische Untersuchung.

- Wenn nicht spätestens am 3. Krankheitstag eine erste Besserung spürbar wird oder die Krankheit sich sogar noch verschlimmert hat, wird es höchste Zeit für die fachmännische Therapie.

- Gleiches gilt, wenn die Erkrankung nicht innerhalb von 5–10 Tagen (je nach Art der Krankheit) vollständig ausgeheilt ist oder die gleichen Symptome zwischendurch zurückkehren.

Wer diese selbstverständlichen Grundsätze strikt beachtet, wird seine Gesundheit nicht durch falsche Selbsthilfe unnötig gefährden. Zur Beruhigung sei angemerkt, daß die Selbstbehandlung nach statistischen Erhebungen nur in 5–10 % aller Fälle zur Gefährdung für den Patienten wird – aber gerade dabei handelt es sich oft um besonders schwere, schleichend verlaufende Krankheiten, die lange Zeit auf die leichte Schulter genommen werden.

Heilpflanzen selbst sammeln und anbauen

Die Phytotherapie hat bei uns heute schon wieder so viel Gewicht gewonnen, daß man alle gängigen Heilkräuter über Apotheken, Reform- und Kräuterhäuser beziehen kann. Zum Teil werden die einzelnen Pflanzen und fertigen Teemischungen auch im Fachversand angeboten.

Die im Fachgeschäft gekauften Kräuterzubereitungen bieten Gewähr für gute Qualität und ausreichende Wirksamkeit. Deshalb sollte man sie bevorzugen. Im Fachhandel kann man auch Tees nach den Rezepten des vorliegenden Buchs zusammenstellen lassen, wenn man sie nicht aus den gekauften einzelnen Kräutern selbst mischen will.

Wer über einen eigenen Garten verfügt, kann einige Heilpflanzen dort anbauen. Dazu eignen sich besonders einheimische Gewürzkräuter, die oft gleichzeitig die anderen Gartenpflanzen vor Schädlingen und Pflanzenkrankheiten schützen. Es würde den Rahmen dieses Buchs sprengen, auf den Anbau im Garten ausführlicher einzugehen, dazu gibt es genügend Fachbücher. Man sollte darauf achten, daß sie den biologischen Anbau von Heilkräutern und anderen Gartenpflanzen beschreiben und darstellen, wie man sie am besten miteinander kombiniert, um chemische Insekten- und Unkrautvernichtungsmittel überflüssig zu machen. Die Kultur der Kräuter im Garten ist einfach, denn sie stellen kaum Ansprüche. Chemische Mittel dürfen dabei aber nicht verwendet werden, sonst nimmt man mit dem Tee schädliche Rückstände auf.

Das Sammeln der Kräuter in der freien Natur empfiehlt sich nur bedingt. Dabei gilt es so viel zu beachten, daß der Laie überfordert wird. Wegen der Verwechslungsgefahr kann es schlimmstenfalls sogar zu tödlichen Vergiftungen kommen, wenn man die Heil- und Giftpflanzen nicht genau kennt. Außerdem spielen Standort, richtige Sammelzeit, geeignete Weiterverarbeitung und nicht zuletzt die Gefahren durch die Umweltverschmutzung eine wesentliche Rolle.

Ich erinnere mich noch gut an einen Patienten, dem ich Kamillentee verordnete. Entgegen meinem Rat sammelte er die Kamillenblüten selbst, bereitete korrekt seinen Tee damit zu – und mußte kurz danach mit einer schweren Vergiftung vom Notarzt ins Krankenhaus gebracht werden. Bei der Rekonstruktion des Unfalls stellte sich heraus, daß er die Kamillen ausgerechnet neben einem Feld gesammelt hatte, wo kurz zuvor Chemikalien versprüht worden waren, die auch vor den Heilpflanzen am Ackerrand nicht Halt machten. Vor solchen Gefahren ist man nie sicher – ein weiterer Grund, die Kräuter nicht selbst zu sammeln.

Wer nicht darauf verzichten will, vertraut sich als Anfänger unbedingt der Führung eines erfahrenen Fachmanns an. Viele Volkshochschulen bieten heute bereits entsprechende Kurse für Hobbysammler an. Manchen Kräuterkenner findet man auch auf dem Wochenmarkt oder kann Adressen in Kräuterfachgeschäften, Reformhäusern und Drogerien erfragen.

Nach der fachmännischen Anleitung kann das Kräutersammeln vielleicht sogar zur gesunden Freizeitbeschäftigung werden, die Spaß macht und uns der Natur wieder näher bringt.

Die richtige Zubereitung – entscheidend für die Wirkung

Die Herstellung von Heilmitteln erfolgt so, daß die Wirkstoffe aufgeschlossen, vom Körper aufgenommen und verwertet werden können. Bei fertigen Arzneimitteln sorgen die Pharmazeuten für die optimale Zubereitung, bei der Teeherstellung ist man selbst dafür zuständig. Die Wirksamkeit der Heilteebehandlung kann entscheidend von der richtigen Zubereitung abhängen und muß daher stets genau nach Anweisung erfolgen.

Grundregeln der Teezubereitung

Zur Herstellung von Kräutertees benötigt man keine besonderen Geräte und anderen Hilfsmittel. In jedem Haushalt finden sich Kannen und Tassen aus Glas, Porzellan oder Steingut, die dazu geeignet sind. Metallgefäße und -löffel dürfen nicht verwendet werden, weil sie zu unerwünschten chemischen Reaktionen mit den Inhaltsstoffen des Tees führen können. Deshalb sollten Glas- und Porzellangefäße auch kein Metalldekor aufweisen, und bei Steingutgefäßen muß sichergestellt sein, daß ihre Glasuren kein Blei, Kadmium oder andere giftige Metalle enthalten. Da der Verbraucher dies (sofern vom Hersteller nicht ausdrücklich angegeben) selbst nicht feststellen kann, empfehlen sich grundsätzlich Kannen und Tassen aus Glas und Porzellan.

Die Kanne muß mit einem dicht schließenden Deckel ausgestattet sein. Er ist wichtig, weil der Tee meist einige Zeit ziehen soll, Kaltauszüge oft viele Stunden lang. Deckt man ihn während dieser Zeit nicht zu, können wertvolle Inhaltsstoffe entweichen.

Zum Umrühren des Tees gebraucht man Löffel aus Holz. Das Abseihen erfolgt durch ein nicht-metallisches Sieb oder durch ein sauberes Leintuch. Der Rückstand im Sieb wird nicht ausgepreßt, um zu vermeiden, daß unerwünschte Inhaltsstoffe der Pflanze in den Tee gelangen.

Nach Möglichkeit sollte jede Portion Tee frisch zubereitet werden. Das ist aus praktischen Gründen aber nicht immer möglich, insbesondere nicht bei Berufstätigen. Dann stellt man die Tagesmenge an Heiltee auf einmal (zum Beispiel morgens) her und füllt sie dann in eine Thermoskanne; deren verspiegelte Innenfläche besteht immer aus Glas, eignet sich also für die Aufbewahrung des Heiltees.

Vereinfacht wird die Teezubereitung, wenn man fertige Teemischungen oder Einzeltees im Filterbeutel verwendet. Allerdings gibt es bisher erst wenige Kräutertees in dieser bequemen Form.

Alle für die Zubereitung von Heiltees gebrauchten Gerätschaften sollten nicht zu anderen Zwecken verwendet werden, sondern bleiben ausschließlich der Teezubereitung vorbehalten. Andernfalls läßt sich auch bei gründlicher Reinigung nicht vermeiden, daß oft unerwünschte, mit bloßem Auge nicht wahrnehmbare Rückstände von der anderen Nutzung zurückbleiben. Sie können unter Umständen die Wirksamkeit und Verträglichkeit des Heiltees beeinträchtigen.

Die einzelnen Teearten

Es gibt 3 Arten der Teeherstellung und als Sonderform die Mischung von Kaltauszug und warmem Tee. Ihre Zubereitung wollen wir jetzt ausführlich beschreiben.

Abkochung

In dieser Weise bereitet man vor allem die Rinden und Wurzeln von Heilpflanzen zu, deren Wirkstoffe dabei besonders gut in den Tee übertreten. Aber auch für andere Pflanzenteile eignet sich diese Zubereitungsform, wenn der Aufguß nicht geeignet ist. Sie werden mit kaltem Wasser angesetzt, das man innerhalb von 15–30 Minuten bis zum Kochen erhitzt. Danach läßt man noch 2–5 Minuten sieden, seiht den Tee dann ab und läßt ihn 5–10 Minuten abkühlen, ehe man ihn so warm wie möglich einnimmt.

Aufguß

Diese häufigste Form der Teezubereitung eignet sich hauptsächlich für Blüten, Blätter und Samen. Diese Pflanzenteile gibt man in den Teetopf, überbrüht mit kochendem Wasser und läßt den Tee dann im zugedeckten Topf noch 5–10 Minuten (manchmal auch länger) ziehen; während dieser Zeit soll der Tee mehrmals umgerührt werden. Danach seiht man den Aufguß ab und nimmt ihn warm ein.

Kaltauszug

Manche Pflanzen enthalten Schleim- und andere Inhaltsstoffe, die keine Erhitzung vertragen. Dann bereitet man den Tee als Kaltauszug zu. Dazu gibt man die Pflanzenteile in den Teetopf, gießt kaltes Wasser darüber und läßt durchschnittlich 6–12 Stunden ziehen; bei manchen Kräutern genügt es, wenn man den Tee nur 3–4 Stunden kalt ansetzt, andere müssen 12–24 Stunden ziehen. Der Teetopf darf nicht zu warm gestellt werden (beispielsweise nicht in die Nähe des Ofens oder der Heizkörper), sonst erwärmt sich das Wasser während des Ziehens zu stark; aus diesem Grund muß auch direkte Sonneneinstrahlung auf den Teetopf vermieden werden. Nach dem Ziehen wird der Kaltauszug abgeseiht und kann zum Einnehmen bis auf etwa 40 °C erwärmt werden.

Teemischungen

Mischtees aus mehreren Kräutern können meist nach einem der vorstehenden Verfahren zubereitet werden. Manchmal enthalten sie aber Kräuter, die teils als Aufguß, teils als Kaltauszug verarbeitet werden müssen. Dann setzt man die Pflanzenteile zunächst mit der Hälfte der notwendigen Wassermenge etwa 6 Stunden als Kaltauszug an, seiht ab und stellt den Tee beiseite. Der Rückstand der Kräuter im Sieb wird danach mit der anderen Hälfte Wasser kochend überbrüht. Diesen Aufguß läßt man noch etwa 10 Minuten ziehen und seiht ihn dann ab.
Die beiden halben Teemengen mischt man miteinander und nimmt sie etwa 50–60 °C warm ein.

Andere Kräuterzubereitungen

Die wäßrige Zubereitung der Heilkräuter als Tee wird am häufigsten zur Selbsthilfe verwendet, weil sie einfach herzustellen ist. Sie wirkt aber nicht immer am besten.

Wir kennen in der Pflanzenheilkunde noch verschiedene andere Zubereitungsformen, die man wegen der umständlicheren Herstellung aber am besten fertig kauft; manche lassen sich im Haushalt überhaupt nicht herstellen.

Da es in diesem Buch um Heiltees geht, beschränken wir uns darauf, diese Zubereitungsformen nur noch kurz zu beschreiben. Dazu gehören:

- *Tinktur,* ein konzentrierter alkoholischer Pflanzenauszug, der längere Zeit ziehen muß und meist nur tropfenweise mit Wasser verdünnt eingenommen wird; in der Apotheke kann man Tinkturen mit der Zentrifuge in wenigen Minuten herstellen.

- *Wein,* eine weniger stark konzentrierte alkoholische Zubereitungsform, bei der die Pflanzenteile ungefähr 10 Tage lang in gutem Südwein ziehen müssen; insbesondere die verdauungsfördernden Heilpflanzen gebraucht man oft in dieser Form.

- *Saft* aus frischen, stark zerkleinerten Pflanzenteilen, die in haushaltsüblicher Weise ausgepreßt werden; im Reformhaus gibt es stabilisierte Kräutersäfte, die ohne Zusatz von chemischen Konservierungsstoffen über einige Zeit haltbar sind.

- *Extrakt,* der eingedickte Auszug aus frischen oder getrockneten Pflanzenteilen oder eingedickten Pflanzensäften; zur Extraktion werden Wasser, Äther oder

Weingeist verwendet, manchen Extrakten setzt man Honig zu.

- *Sirup,* eine dickflüssige Zubereitung aus wäßrigen, weinhaltigen oder alkoholischen Kräuterauszügen, denen man Honig oder Zucker zusetzt; wegen des süßen Geschmacks werden sie besonders gerne von Kindern eingenommen; insbesondere Hustenarzneimittel bereitet man oft in dieser Form zu.

- *Pulver* aus getrockneten Pflanzenteilen, die zu feinem Pulver zermahlen oder im Mörser verrieben werden; man nimmt sie meist messerspitzenweise ein.

- *Öl,* zu dem man zerkleinerte, nicht mehr ganz frische Pflanzenteile mit Vitamin-E-reichem Soja-, Weizenkeim- oder ähnlichem hochwertigen Pflanzenöl (das verhindert das vorzeitige Ranzigwerden) in einer luftdurchlässig verschlossenen Flasche einige Wochen lang ansetzt; Öle gebraucht man hauptsächlich äußerlich zu Einreibungen.

- *Pflaster* bestehen aus einem Stück Stoff, auf das die Pflastermasse (meist Fett, Harz, Wachs) mit den darin eingearbeiteten pflanzlichen Wirkstoffen aufgestrichen wird; dieses Pflaster legt man dann auf die zu behandelnde Körperzone, vor allem zur Rheumatherapie.

- *Salben* bestehen aus der streichfähigen Grundmasse (wie Fett, Harz, Wachs, Schleimstoffe oder Silikon), in die pflanzliche Wirkstoffe eingearbeitet werden; die Salbe wird auf die zu behandelnde Körperpartie aufgetragen, zum Teil auch einmassiert.

Die meisten dieser Kräuterzubereitungen können im Haushalt nicht oder nur unzulänglich und unter erheblichem Aufwand hergestellt werden. Bedingt eignen sich Säfte, die einfach mit dem haushaltsüblichen Entsafter zubereitet werden können, außerdem auch noch manche Öle, Weine, Tinkturen oder der Sirup, alle anderen Zubereitungsarten bleiben aber im allgemeinen stets dem Fachmann vorbehalten.

Die Kräuterhaus-
apotheke

– Bewährte Heiltees zur Selbsthilfe –

In diesem Kapitel stellen wir gut bewährte Heiltee-
rezepturen zur Behandlung verschiedener Krankheiten
vor. Bei leichteren Erkrankungen genügen sie zur
Selbstbehandlung, in anderen Fällen ergänzen sie die
vom Fachmann verordneten anderen Heilmittel. Verschiedene Teerezepte eignen sich auch, um Krankheiten vorzubeugen.

Um die praktische Handhabung zu vereinfachen, wurden die Tees nach den verschiedensten Organsystemen
eingeteilt.

Die Angaben zur Zubereitung und Dosierung sollten
genau eingehalten werden, damit man die bestmögli-
che Wirkung ohne unerwünschte Nebenwirkungen erzielt. Vor allem die Höherdosierung der Tees ohne aus-
drückliche Verordnung muß vermieden werden, sonst
können auch durch normalerweise gut verträgliche
Kräuter unerwünschte Begleiterscheinungen entstehen.

Alle Kräuter, die zu den verschiedenen Rezepten erforderlich sind, erhält man rezeptfrei in Apotheken, Reformhäusern, Kräuterfachgeschäften und zum Teil
auch in Drogerien. Auf Wunsch wird man die Teemischungen nach den Rezepten dieses Buchs oft auch im
Fachgeschäft zusammenstellen, die Mischungen lassen

sich aber von jedermann ohne Vorkenntnisse auch selbst aus den einzelnen Heilpflanzen herstellen. Am besten gibt man die getrockneten Kräuter eines Heiltees nach dem Rezept dieses Buchs dazu in eine ausreichend große Dose, verschließt sie fest mit dem Deckel und schüttelt kräftig durch, damit sich die Bestandteile gut vermischen. In dieser Dose kann man auch den Teevorrat für einige Tage aufbewahren, das erspart die Mühe der täglichen Mischung. Die Dose wird luftdicht verschlossen an einem kühlen Ort aufbewahrt. Die Mengenangaben in den folgenden Rezepten erfolgen nicht in Tee- oder Eßlöffeln, sondern in Teilen. Dadurch wird freigestellt, welche Menge der Teemischung man auf Vorrat herstellen will. Es empfiehlt sich, die Mischung für nicht länger als 5–7 Tage vorrätig zu halten. Anhand eines Beispiels soll veranschaulicht werden, wie man die Angabe in die Praxis umsetzt.

Beispiel

Angaben im Teerezept:
Je 4 Teile Eibisch und Thymian, 3 Teile Huflattich, je 2 Teile Isländisch Moos, Königskerze und Spitzwegerich, je 1 Teil Kamille und Lungenkraut.
Herstellung der Teemischung:
Je 12 Eßlöffel Eibisch und Thymian, 9 Eßlöffel Huflattich, je 6 Eßlöffel Isländisch Moos, Königskerze und Spitzwegerich, je 3 Eßlöffel Kamille und Lungenkraut zum Tee in der Dose mischen (in diesem Beispiel entspricht 1 Teil Heilpflanze 3 Eßlöffeln der jeweiligen Heilpflanzen);
oder
Je 8 Eßlöffel Eibisch und Thymian, 6 Eßlöffel Huflat-

tich, je 4 Eßlöffel Isländisch Moos, Königskerze und Spitzwegerich, je 2 Eßlöffel Kamille und Lungenkraut zum Tee in der Dose mischen (hier entspricht 1 Teil Heilpflanze also 2 Eßlöffeln der jeweiligen Heilpflanzen).

Sinngemäß kann die Teilmenge der einzelnen Kräuter bei jedem Teerezept entsprechend der gewünschten Vorratsmenge in Eßlöffel umgerechnet werden.

Heiltees für die Atemwege

Leichtere Erkrankungen der Atemwege kommen recht häufig vor. Es gibt wohl kaum jemanden, der im Lauf seines Lebens nicht mehrmals (oft regelmäßig Jahr für Jahr) unter einer Erkältung mit Schnupfen, Heiserkeit, Kratzen im Hals und Husten leidet.
Solche einfacheren Gesundheitsstörungen klingen normalerweise in 5–10 Tagen vollständig ohne Komplikationen ab. Bestehen danach immer noch Beschwerden, oder wird das Allgemeinbefinden von Anfang an stärker beeinträchtigt und die Körpertemperatur auf über 38–38,5 °C erhöht, sollte vorsorglich der Therapeut konsultiert werden. Dann könnte es sich nämlich um eine echte Grippe (Influenza) handeln, die schwerer verläuft und häufig zu ernsteren, manchmal tödlichen Folgekrankheiten führt. Selbstbehandlung durch Kräutertees ist bei Grippe nur ergänzend neben den vom Fachmann verordneten Heilmitteln erlaubt.
Abnorm häufige Infektionen der Atemwege (mehrmals jährlich), die teilweise überhaupt nicht mehr richtig ausheilen, lassen an chronische Abwehrschwäche den-

ken. Sie entsteht oft durch falsche Ernährung und/oder zu wenig Abhärtung durch Bewegung an der frischen Luft. Die Grundfehler müssen konsequent ausgeschaltet werden. Genügt das nicht, empfiehlt sich zusätzlich die Einnahme der abwehrsteigernden Heilpflanze Echinacea (Sonnenhut), die aber nicht als Tee, sondern in fertiger Zubereitung verwendet wird. Auch die Anregung der Abwehr durch Medikamente, die das Lymphsystem stärken, wirkt oft überraschend gut; die dazu geeigneten Arzneimittel verordnet der Therapeut.

Oft unterschätzt wird die chronische Bronchitis, obwohl sie bei uns zu den häufigsten Ursachen der Frühinvalidität gehört. Im Vordergrund der Symptome steht der chronische mäßige Husten, an den viele Patienten sich bald gewöhnen; Raucher sprechen verharmlosend von »Raucherkatarrh«, der aber schon als Frühwarnzeichen des Bronchial- oder Kehlkopfkrebses auftreten kann und rasche Untersuchung erfordert. Deshalb wird die Krankheit oft viel zu lang verschleppt und kann schließlich nur noch gelindert, aber nicht mehr geheilt werden.

Neuerdings gewinnen auch Schadstoffe der Umwelt als Verursacher chronischer Atemwegserkrankungen immer mehr an Bedeutung. Teils reizen sie die Schleimhaut der Atemwege direkt, teils provozieren sie Überempfindlichkeitsreaktionen (Allergien). Klarheit bringt im Einzelfall immer nur baldige fachmännische Untersuchung, nach deren Ergebnis sich die Behandlung richtet.

Erkältungstees

In der Praxis hört man von erkälteten Patienten immer wieder vorwurfsvoll: »Da fliegen wir jetzt zum Mond, aber die Wissenschaft bringt es immer noch nicht fertig, eine einfache Erkältung rasch zu behandeln.« Und der Volksmund meint dazu ironisch, daß eine Erkältung »7 Tage dauert, wenn man nichts dagegen unternimmt, und eine Woche, wenn der Arzt sie behandelt«.

Richtig ist, daß eine voll zum Ausbruch gekommene Erkältung mit Husten, Heiserkeit, Hals-Rachen-Katarrh, Schnupfen, Kopf- und Gliederschmerzen und mäßig erhöhter Körpertemperatur durch Arzneimittel nicht unterdrückt werden kann, sondern vom Körper selbst überwunden werden muß. Sie entsteht nämlich durch Infektion mit Viren, gegen die es noch keine – den Antibiotika gegen Bakterien vergleichbare – Arzneimittel gibt. Und bis der Organismus genügend Abwehrstoffe gebildet und die Entzündung der Atemwege beseitigt hat, vergehen immer einige Tage. Aber das bedeutet nicht, daß man auf die Behandlung der Erkältung verzichten sollte. Die Schwere des Verlaufs und vor allem das Risiko von Folgekrankheiten läßt sich durch geeignete Naturheilmittel zur Anregung der Selbstheilungskräfte und Linderung der Symptome gut beeinflussen. Bei den ersten Anzeichen einer Erkältung angewendet, können natürliche Heilverfahren die Infektionskrankheit oft sogar innerhalb weniger Stunden noch im Keim ersticken (das bedeutet aber keine bloße Unterdrückung der Symptome, wie man sie durch starke chemische Medikamente erzwingen kann, sondern vollständige Heilung aus eigener Kraft).

Heilpflanzen spielen bei der Behandlung von Erkältungskrankheiten eine große Rolle. Neben dem schon genannten abwehrsteigernden Sonnenhut (Echinacea), der in fertiger Zubereitung praktisch immer zu empfehlen ist und in Zeiten erhöhter Infektionsgefahr auch vorbeugend verabreicht werden kann, eignen sich vor allem noch Holunder- und Lindenblütentee, die gleichfalls die Körperabwehr steigern. Alle drei Heilpflanzen stellen ihre Wirkung inzwischen auch in wissenschaftlichen Untersuchungen unter Beweis.

Holunder- und Lindenblütentee nimmt man bei den ersten Erkältungssymptomen sofort ein. Anschließend legt man sich möglichst ins vorgewärmte Bett, damit es bald zum kräftigen Schweißausbruch kommt. Nach einigen Stunden oder am nächsten Morgen wird man nach dieser Kur zwar etwas geschwächt erwachen, aber oft ist die Erkältung vollständig überwunden. Andernfalls bleibt man im Bett und nimmt zur Grundbehandlung weiterhin abwehrsteigernden Holunder- und Lindenblütentee ein.

Da das kräftige Schwitzen für Herz und Kreislauf eine erhebliche Belastung darstellt, darf die oben beschriebene Behandlung aber nur von Menschen mit stabilem Herz-Kreislauf-System durchgeführt werden.

Wenn die Erkältung nicht mehr aufzuhalten ist, können Heiltees ihren Verlauf mildern und abkürzen und vor allem Komplikationen vorbeugen. Sie bestehen aus Kräutern mit entzündungshemmender, schleimlösender Wirkung auf die Atemwege, die zugleich das Allgemeinbefinden verbessern und die Körperabwehr anregen. Neben der Behandlung von innen eignen sich dazu auch Gurgel- und Inhalationstees zur äußeren Therapie. Sie bringen dem Patienten bald Erleichterung und helfen dem Körper, mit der Krankheit problemlos in kurzer Zeit fertig zu werden. Im Gegensatz zu chemischen Medikamenten, die massiv die Symptome unterdrücken können, aber die Krankheitsursachen nicht beseitigen, hinterläßt die naturgemäße Behandlung für einige Zeit einen ziemlich sicheren Schutz vor erneuter Erkältung, weil die Abwehr durch die Auseinandersetzung mit den Krankheitserregern nachhaltig gestärkt wird.

Die Teebehandlung wird ergänzt durch reichliche Zufuhr von Vitamin C, das ebenfalls die Abwehr anregt. Man kann es durch Obstsäfte und reichlich frisches Obst zuführen, besser wirken aber Arzneimittel mit Vitamin C, weil man sie genauer und höher dosieren kann. Ergänzend kann auch viel Hagebuttentee getrunken werden, der viel Vitamin C enthält.

Zu Beginn der Therapie empfiehlt es sich außerdem, 1–2 Tage lang nur Obstsäfte und Mineralwasser, aber keine feste Nahrung zu sich zu nehmen. Bis zur Ausheilung der Erkältung sollte dann eine rohkostreiche, fleischlose Kost verzehrt werden, die gut abwehrsteigernd wirkt. Bei Fieber hält man Bettruhe ein, um Folgekrankheiten zu vermeiden.

Holundertee:
1 Teelöffel Holunder mit 1 Tasse kochendem Wasser überbrühen, 10 Minuten zugedeckt ziehen lassen, abseihen und mit Honig gesüßt warm einnehmen; die Tagesdosis beträgt 3–4 Tassen. Bei den ersten Anzeichen einer Erkältung nimmt man in kurzen Abständen 2–3 Tassen Tee ein und schwitzt danach im Bett.

Lindenblütentee:
1 Teelöffel Lindenblüten wie Holundertee zubereiten, Tagesdosis 4–6 Tassen, bei beginnender Erkältung wie Holundertee einnehmen.

Holunder-Lindenblüten-Teemischung:
4 Teile Lindenblüten, 3 Teile Holunder, zusätzlich je 2 Teile Berberitze und Kamille mischen; 1 Teelöffel die-

ser Mischung mit 1 Tasse kochendem Wasser überbrühen, 10 Minuten zugedeckt ziehen lassen, abseihen und mit Honig gesüßt so warm wie möglich einnehmen; bei beginnender Erkältung wie Holundertee in kurzen Abständen 2–3 Tassen einnehmen und im Bett schwitzen.

Alle drei Tees, vor allem die zuletzt genannte Teemischung, eignen sich auch zur Grundbehandlung der nicht mehr rasch auszuheilenden Erkältung. Bei Bedarf wird ihre abwehrsteigernde Wirkung dann durch Echinacea ergänzt.

Zusätzlich behandelt man die Erkältung durch Heiltees, die sich gegen die Symptome richten. Dazu eignen sich Hustentees gegen Kehlkopf- und Bronchialkatarrh, Gurgeltees gegen die Hals-Rachen-Entzündung und Inhalationen gegen Schnupfen, die wir in den nächsten Kapiteln vorstellen.

Wenn diese Teebehandlung die Erkältung nicht innerhalb weniger Tage vollständig ausheilt, sollte zur Vermeidung von Komplikationen vorsorglich bald der Therapeut zugezogen werden. Er diagnostiziert die Ursachen für den abnorm langen und/oder schweren Verlauf der Erkältung und leitet eine gezielte Behandlung ein.

Hustentees

Husten und Heiserkeit treten als Symptome besonders häufig bei Erkältungskrankheiten auf, wenn sich die Kehlkopf- und Bronchialschleimhaut durch die Infektion entzündet. In solchen Fällen wird beim Husten Schleim ausgeschieden, eine wichtige Funktion, weil es sonst zur Schleimansammlung kommt, die einen günstigen Nährboden für zusätzliche ernstere bakterielle Infektionen schafft. Deshalb darf der zweckmäßige Husten nicht zu stark unterdrückt werden, sofern er nicht besonders heftig auftritt (dann ist aber ohnehin fachmännische Behandlung erforderlich).

Anders verhält es sich beim trockenen Reizhusten, der keinen Zweck erfüllt, sondern allein durch die Schleimhautreizung entsteht. Da hierbei kein Schleim abgehustet wird, reizt jeder Hustenstoß die Schleimhaut zusätzlich, der Husten unterhält sich also von selbst und verschlimmert sich allmählich. Um das zu vermeiden, kann es auch einmal erforderlich werden, den Hustenreiz massiv durch chemische Arzneimittel zu unterdrücken, die aber vom Therapeuten verordnet werden müssen.

Der einfache Erkältungshusten spricht als Zweckhusten gut auf Heiltees an, die am besten aus verschiedenen Kräutern zusammengestellt werden. Einige Heilpflanzen lindern die Entzündung und dämpfen den Hustenreiz leicht, indem sie die Schleimhaut mit Schleimstoffen überziehen; dazu gehören vor allem Eibisch, Huflattich und in hartnäckigen Fällen Isländisch Moos. Anis, Efeu, Fenchel, Pfefferminze und Thymian eignen sich besonders gut, um die Atmung und Durchblutung der Lungen zu verbessern, den Auswurf des Schleims zu fördern und Hustenkrämpfe zu lösen. Seifenkraut und Spitzwegerich sorgen für die Verflüssigung des Schleims, denn solange er zäh auf der Schleimhaut haftet, kann er nicht ausreichend abgehustet werden. Schließlich eignen sich auch noch Brennesseln, Brunnenkresse, Gänseblümchen, Königskerze und Veilchen, um der Verschleimung der Bronchien mit Atemnot vorzubeugen.

Ergänzen kann man die Therapie bei Bedarf durch

Ackerschachtelhalm, der reichlich Kieselsäure zur Stärkung des Lungengewebes enthält. Bei eitriger Bronchitis durch bakterielle Infektion erzielt man zum Teil sogar in schweren Fällen gute Ergebnisse mit Knoblauch und Thymian, die antibiotische, desinfizierende Wirkstoffe enthalten. Sie ersetzen allerdings chemische Antibiotika in solchen Fällen nicht immer; der Arzt muß unbedingt aufgesucht werden, um ernste Komplikationen zu vermeiden. Wenn krampfartige Hustenanfälle auftreten, kann das krampflösende Gänsefingerkraut helfen, zum Teil müssen aber auch chemische Medikamente mit krampflindernder Wirkung verwendet werden.

Unvollständig bleibt die Hustentherapie bei Rauchern, wenn sie nicht (am besten für immer) auf Nikotin verzichten. Dann geht der Husten ins chronische Stadium über und läßt sich kaum noch ausheilen. Sinngemäß gilt das auch für Reizhusten durch chemische Dämpfe, Gase und andere Reizstoffe (Arbeitsplatz, Ausdünstungen beispielsweise von Holzschutzmitteln in der Wohnung). Nur wenn es gelingt, sie vollständig auszuschalten, heilt der Husten dauerhaft aus.

Manchmal erfordert Husten eine Behandlung durch beruhigende Heilkräuter, wie Baldrian und Hopfen. Das gilt vor allem bei Kindern, die bei Nervosität und seelischen Belastungen nicht selten mit Husten reagieren; aber auch bei Erwachsenen kennt man das seelisch-nervöse Hüsteln aus Verlegenheit, das zur Gewohnheit werden kann und dann die Schleimhäute chronisch reizt.

Auch der scheinbar harmlose Husten darf nie auf die leichte Schulter genommen werden. Bei längerer Dauer droht die Lungenblähung (Emphysem), die nicht mehr rückgängig zu machen ist und mit erheblichen

Beschwerden einhergeht. Wenn die folgenden Heiltees nicht innerhalb von etwa 10 Tagen zur vollständigen Heilung führen, muß daher der Therapeut zur Weiterbehandlung aufgesucht werden.

Rezept 1:

Je 4 Teile Eibisch, Huflattich und Spitzwegerich, je 3 Teile Lungenkraut und Seifenkraut, je 2 Teile Holunder, Salbei und Thymian, je 1 Teil Ackerschachtelhalm, Anis und Brennesseln.

1 Teelöffel der Mischung mit 1 Tasse kaltem Wasser ansetzen, in 15 Minuten zum Kochen bringen und 5 Minuten am Sieden halten, dann abseihen und mit Honig süßen; die Tagesdosis beträgt 3–4 Tassen und eignet sich bei Husten verschiedener Ursachen.

Rezept 2:

Je 3 Teile Eibisch, Spitzwegerich und Thymian, je 2 Teile Huflattich, Königskerze und Lungenkraut, je 1 Teil Gänseblümchen, Gänsefingerkraut, Lungenkraut, Vogelknöterich und Ysop.

Zubereitung und Dosierung wie Rezept 1.

Dieser Tee kommt besonders bei hartnäckigem Reiz- und Krampfhusten in Frage.

Rezept 3:

Je 3 Teile Eibisch, Huflattich und Spitzwegerich, je 2 Teile Fenchel und Thymian, je 1 Teil Anis, Seifenkraut und Veilchen.

Zubereitung und Dosierung wie Rezept 1.

Der Tee empfiehlt sich vor allem bei Krampf- und Reizhusten im Kindesalter.

Rezept 4:

Je 4 Teile Eibisch, Gänsefingerkraut und Königskerze, je 3 Teile Fenchel und Huflattich, je 2 Teile Kamille, Melisse und Pfefferminze, je 1 Teil Veilchen und Ysop.

Dieser Tee wird insbesondere bei asthmaartiger Bronchitis zur ergänzenden Behandlung akuter Asthmaanfälle und zur Langzeittherapie zwischen den Asthmaanfällen verwendet.

Rezept 5:

3 Teile Zwiebel (frisch gehackt), je 2 Teile Eibisch, Huflattich und Spitzwegerich, je 1 Teil Anis und Thymian.

1 Eßlöffel gehackte Zwiebel und 2 Teelöffel der Kräutermischung mit 1 Tasse kaltem Wasser 12 Stunden kalt ziehen lassen, abseihen und den Rückstand im Sieb mit 1 Tasse kochendem Wasser überbrühen; 10 Minuten ziehen lassen, abseihen und mit dem Kaltauszug mischen; mit Honig süßen und stündlich 1 Eßlöffel einnehmen.

Diese Mischung eignet sich gut bei Heiserkeit und chronischen Bronchialkatarrhen.

Rezept 6:

Je 4 Teile Eibisch, Huflattich und Spitzwegerich, je 2 Teile Königskerze und Veilchen; zusätzlich pro Tasse Saft 1 frisch ausgepreßte Knoblauchzehe.

1 Teelöffel der Kräutermischung mit 1 Tasse kaltem Wasser ansetzen, in 15 Minuten zum Kochen bringen, 5 Minuten sieden lassen und abseihen; nach Abkühlung auf etwa 40 °C den Knoblauchsaft hinzufügen, mit Honig süßen und täglich 3 Tassen einnehmen.

Wegen der antibiotischen Wirkstoffe des Knoblauchs eignet sich dieser Tee besonders gut bei hartnäckiger Bronchitis durch Bakterien, selbst wenn chemische Antibiotika nicht mehr richtig ansprechen (aber nur unter fachmännischer Verlaufskontrolle selbst behandeln).

Rezept 7:

Dieses Rezept weicht von den anderen Heiltees ab, weil man dazu Öl und Tinktur von Kräutern verwendet; die Mixtur bewährt sich gut bei hartnäckigem Reizhusten und Heiserkeit. Sie wird wie folgt zubereitet: 4 Eßlöffel Eibisch mit 1/4 l kaltem Wasser 6 Stunden in zugedecktem Gefäß ziehen lassen, abseihen und dann 30 Tropfen Anisöl und 100 ml Thymiantinktur hinzufügen; gut vermischen und mit Honig süßen; davon nimmt man stündlich 1 Eßlöffel, Kinder 1–2 Teelöffel ein. (Die angenehm schmeckende Mischung wird von Kindern besonders gerne getrunken.)

Tees zum Gurgeln

Zu den altbewährten Hausmitteln gehört das Gurgeln. Bei dieser Spülung der hinteren Teile der Mundhöhle erfaßt man zwar nur die Schleimhäute bis zu den Mandeln, aber nicht mehr den Rachen und Kehlkopf, trotzdem wirkt sie aber auch in diese tieferen Bereiche. Das erklärt sich aus der Massage des Rachenrings beim Gurgeln, die zur verbesserten Durchblutung bis in die Tiefe des Rachens und Kehlkopfs führt.

Zu den Heilanzeigen des Gurgelns gehören Halsschmerzen, Entzündungen der Mandeln, des Rachens und Kehlkopfs; dabei wird die Anwendung im allgemeinen ergänzend neben anderen Heilmethoden 2- bis 8mal täglich mit lauwarmem Kräutertee durchgeführt.

Rezept 1:
Je 4 Teile Salbei und Thymian, je 2 Teile Ackerschachtel-
halm, Eichenrinde und Kamille.
1 Eßlöffel der Kräutermischung mit 1 Tasse kaltem
Wasser ansetzen, in 15 Minuten zum Kochen bringen
und 5 Minuten sieden lassen, dann abseihen und mit
dem abgekühlten, ungesüßten Tee gurgeln.

Rezept 2:
Je 2 Teile Ackerschachtelhalm, Salbei und Tormentill.
Zubereitung und Dosierung wie Rezept 1.

Rezept 3:
3 Teile Kamille, je 2 Teile Eichenrinde, Salbei und Thymi-
an, je 1 Teil Ackerschachtelhalm, Huflattich und Tor-
mentill.
Zubereitung und Dosierung wie Rezept 1.

Ergänzt wird die Gurgelbehandlung am besten durch
Heiltees gegen Husten und Heiserkeit. Bei hartnäckigen Infekten kann der Therapeut zum Gurgeln auch
fertige chemische Lösungen mit desinfizierender Wirkung verordnen.

Tees zum Inhalieren

Beim Inhalieren werden die pflanzlichen Wirkstoffe
im Wasserdampf gelöst und gelangen mit diesem tief
in die Atemwege. Dadurch werden Reizungen und Entzündungen der Schleimhaut gelindert, der Schleim löst
sich, der Husten bessert sich bald, das Atmen fällt wieder leichter, und die Gefahr von Komplikationen wird
verringert. Deshalb empfiehlt sich die Inhalation bei
allen Erkrankungen der Nase, Nebenhöhlen, des Kehl-

kopfs und der Bronchien zur ergänzenden Behandlung. In der kühleren Jahreszeit kann man auch vorbeugend inhalieren und verhindert dann auch die übermäßige Austrocknung der Schleimhäute durch die trockene Luft in den beheizten Räumen.

Für den Hausgebrauch genügt es oft, wenn man die Inhalation wie folgt durchführt:

- 1 l Wasser im Topf zum Kochen bringen und den nach einem der hier genannten Rezepte zubereiteten Tee hinzufügen;
- den Topf zugedeckt auf den Tisch stellen und sich so davor setzen, daß der Kopf über den Topf gehalten werden kann;
- eine ausreichend große Wolldecke so um Topf, Kopf und Schultern legen, daß kein Dampf entweichen kann;
- den Topfdeckel öffnen und 5–10 Minuten lang den ausströmenden Dampf tief durch Nase und Mund einatmen.

Um zu verhindern, daß die Dampfentwicklung zu früh nachläßt, kann der Topf auch auf einen kleinen Elektrokocher auf den Tisch gestellt werden, der das Wasser bis zum Ende der Inhalation leicht am Sieden hält.

Einfacher inhaliert man mit Geräten, die aus einer Schale zur Aufnahme des kochenden Wassers und einem Mund-Nasen-Stück bestehen, das wie eine Maske Mund und Nase umfaßt. Das erspart die Wolldecke über dem Kopf und verhindert zuverlässiger als diese, daß der heilsame Dampf ungenutzt entweicht. Ansonsten entspricht die Anwendung damit der eingangs beschriebenen Inhalation über dem Dampftopf.

Im Einzelfall, insbesondere bei chronischen Erkrankungen der Atemwege, die ständige Inhalationen erfordern, kann auch ein elektrischer Inhalator sinnvoll sein, dessen Kosten bei ärztlicher Verordnung unter Umständen von den Krankenkassen teilweise oder ganz übernommen werden. Allerdings stellte sich in Untersuchungen heraus, daß viele dieser Inhalatoren auch nicht wesentlich besser als die einfache Dampfinhalation wirken, weil die Wirkstoffe nicht fein genug vernebelt werden. Um teure Fehlinvestitionen zu vermeiden, läßt man sich vorher unbedingt vom Therapeuten und im Fachgeschäft über die am besten geeigneten Geräte informieren.

Wenn nicht anders verordnet, inhaliert man täglich 4- bis 6mal je 5–10 Minuten lang. Neben den nachstehenden Tees eignen sich dazu auch fertige Inhalationslösungen aus der Apotheke, die nach Gebrauchsanweisung verwendet werden. Zum Inhalieren mit Elektroinhalatoren müssen spezielle fertige Lösungen nach Anweisung des Herstellers gebraucht werden. Heiltees eignen sich dazu nicht.

Rezept 1:
3 Teile Kamille, je 2 Teile Pfefferminze und Thymian.
Mit 2 Eßlöffeln der Mischung auf 1/4 l kochendes Wasser den Aufguß zubereiten, in 1 l kochendes Wasser geben und in der oben beschriebenen Weise zum Inhalieren verwenden (Abseihen des Tees ist nicht erforderlich).

Rezept 2:
Je 2 Teile Ackerschachtelhalm und Kamille.
Zubereitung wie Rezept 1; nachdem der Tee dem kochenden Wasser im Dampfbad zugefügt wurde, tropft man zur Verbesserung der Wirkung noch je 5–8 Tropfen Eukalyptusöl und Thymiantinktur hinein.

Rezept 3:
Je 2 Teile Augentrost und Kamille, je 1 Teil Ackerschachtel-
halm und Pfefferminze.
Zubereitung und Dosierung wie Rezept 1.
Da Augentrost für Kinder bis etwa zum 12. Lebensjahr
schlecht verträglich ist, bereitet man den Tee für sie
aus je 3 Teilen Ackerschachtelhalm, Kamille und Pfefferminze wie Rezept 1 zu.
Der Tee bewährt sich insbesondere zur ergänzenden
Inhalationsbehandlung bei allergischem Heuschnupfen.

Rezept 4:
Je 4 Teile Kamille und Thymian.
Zubereitung wie Rezept 1; nachdem der Tee dem ko-
chenden Wasser im Dampftopf zugefügt wurde, tropft
man zur Verstärkung der Wirkung noch 10 Tropfen
Eukalyptusöl ein.
Der Tee hat sich gut bei bakteriellen Infektionen der
Nase und Nebenhöhlen als ergänzende Behandlung be-
währt.

Rezept 5:
Je 3 Teile Ackerschachtelhalm und Majoran, je 1 Teil
Dost, Kamille und Pfefferminze.
Zubereitung und Dosierung wie Rezept 1.
Eine wenig bekannte Teemischung mit guter Wirkung
bei chronischen Nasenkatarrhen mit trockener Schleim-
haut und behinderter Nasenatmung.

Allen fünf Inhalationslösungen kann man noch Emser
Salz (in Apotheken und Reformhäusern erhältlich)
nach Gebrauchsanweisung hinzufügen, um die Wirksamkeit zu verbessern.

Inhalationen dürfen nicht zu stark und/oder häufig durchgeführt werden. Dadurch erzielt man keine bessere Wirkung, sondern muß sogar mit Verschlimmerung durch Reizung rechnen.

Heiltees für die Verdauungsorgane

Erkrankungen im Bereich der Verdauungsorgane sind heute weit verbreitet. Zum Teil erklären sie sich aus der üblichen falschen Ernährung, die zu viel Fett und andere belastende Nahrungsmittel enthält. Dadurch werden Magen, Darm, Leber und Gallenblase überfordert und reagieren mit verschiedenen Beschwerden darauf. Als häufigste Folge treten Blähungen, Magen-Darm-Katarrhe, Magendrücken, Sodbrennen, Funktionsstörungen der Leber und Gallenblase auf. Wegen des Ballaststoffmangels der üblichen Kost kommt es besonders oft auch zur chronischen Darmträgheit.

Alle diese Störungen der Verdauungsfunktionen ziehen das Allgemeinbefinden zum Teil erheblich in Mitleidenschaft und können chronische Mangelzustände mit allgemeiner Leistungsschwäche und erhöhter Anfälligkeit für Krankheiten verursachen. Das gilt vor allem bei chronischem Verlauf der Verdauungsbeschwerden. Schlimmstenfalls entwickeln sich daraus im Lauf von Jahrzehnten Krebserkrankungen der Verdauungsorgane, die zu den häufigsten bösartigen Geschwulstkrankheiten überhaupt gehören.

Neben der verbreiteten falschen Ernährung darf man aber auch Streß, Hektik, Reizüberflutung und den Mißbrauch von Genußmitteln als häufige Verursacher von Erkrankungen des Verdauungssystems nicht vergessen.

Magen und Darm reagieren auf ungünstige seelisch-nervöse Einflüsse besonders sensibel mit Funktionsstörungen, chronischen Entzündungen und Geschwüren, die Leber wird hauptsächlich durch Alkohol-, Arzneimittelgebrauch und neuerdings vermehrt durch Umweltschadstoffe gefährdet und die Gallenblase vornehmlich durch die übermäßige Fettzufuhr überlastet. Schließlich nimmt die Zahl der allergischen Reaktionen vor allem des Darms auf bestimmte Nahrungsmittel oder einzelne Rückstände und Zusätze in der Nahrung zu. Sie können zu akuten und chronischen Beschwerden führen, in schweren Fällen sogar zu blutenden Darmgeschwüren.

Obwohl Heiltees bei Erkrankungen der Verdauungsorgane gut helfen können, genügen sie allein in vielen Fällen nicht. Häufig erfordert die Krankheit zunächst eine grundlegende Reform der falschen Ernährungsgewohnheiten als Basistherapie. Bei seelisch-nervösen Funktionsstörungen können zusätzlich beruhigende Naturheilverfahren angezeigt sein, bei Infektionskrankheiten je nach Art der Erreger auch vom Arzt zu verordnende Antibiotika. Selbsthilfe ist in offensichtlich leichteren Fällen erlaubt, wenn das Allgemeinbefinden nicht stärker beeinträchtigt wird und kein höheres Fieber besteht. Dauern die Beschwerden trotz Behandlung unvermindert länger als 2–3 Tage an oder kehren sie häufiger zurück, empfiehlt sich die baldige gründliche Untersuchung, ehe man vielleicht eine ernste Krankheit unnötig verschleppt, bis gefährliche Komplikationen eintreten oder überhaupt keine wirksame Behandlung mehr möglich ist.

Die später beschriebenen verschiedenen Heiltees haben sich zur alleinigen Behandlung leichterer Verdauungsbeschwerden oder zur wirksamen Ergänzung der fachmännisch verordneten Heilmittel gut bewährt.

Einleitend empfiehlt sich bei verschiedenen Erkrankungen der Verdauungsorgane oft das Teefasten für 1–2 Tage. Besonders gut hilft es bei akuter Magen-Darm-Verstimmung mit Durchfall und Erbrechen, aber auch bei Appetitmangel und anderen Verdauungsstörungen kann diese Entlastung der Verdauungsorgane sinnvoll sein. Man nimmt dazu nur Heiltees ohne Zucker oder Honig ein, denen bei Durchfall und Erbrechen zur Vermeidung übermäßiger Flüssigkeits- und Mineralstoffverluste etwas Salz zugefügt werden kann; auf feste Nahrung wird verzichtet. Zusätzlich sind je nach Durst noch kohlensäurearme Mineralwasser erlaubt, die man stets zimmerwarm trinkt.

Appetitanregende Tees

Appetitmangel entsteht aus verschiedenen Ursachen, zum Beispiel bei Magenleiden, anderen Erkrankungen des Magens und anderer Verdauungsorgane, bei schweren Allgemeinerkrankungen, Blutarmut oder durch Ekel und ähnliche seelisch-nervöse Einflüsse. Dabei kann der Appetit ganz aufgehoben sein, oder es besteht nur Widerwillen gegen bestimmte Nahrungsmittel, insbesondere gegen Fleisch und Fett.

Als unklares allgemeines Warnzeichen erfordert Appetitlosigkeit baldige fachmännische Untersuchung, wenn sie längere Zeit andauert, damit keine ernstere Erkrankung verschleppt wird. Selbsthilfe darf nur bei vorübergehenden Störungen des Appetits durch Heiltees durchgeführt werden.

Zur Behandlung eignen sich Heilpflanzen zur Anregung der Produktion von Verdauungssäften. Dazu gehören vor allem verschiedene Kräuter mit Bitterstoffen, wie Bitterklee, Enzian, Kalmus und Wermut. Ferner haben sich Löwenzahn, Majoran, Schafgarbe, Tausendgüldenkraut und Wacholder als zusätzliche Bestandteile des Tees gut bewährt.

Rezept 1:
Je 2 Teile Enzian und Wermut, je 1 Teil Bitterklee, Schafgarbe und Tausendgüldenkraut.
1 Teelöffel der Mischung auf 1 Tasse kaltes Wasser geben und in 15–20 Minuten zum Kochen bringen, 5 Minuten am Sieden halten, abseihen und ungesüßt einnehmen; die Tagesdosis von 3 Tassen soll jeweils 1/2 Stunde vor den Hauptmahlzeiten verabreicht werden.

Rezept 2:
3 Teile Wermut, je 2 Teile Kalmus, Löwenzahn und Schafgarbe.
1 Teelöffel der Mischung mit 1 Tasse kochendem Wasser überbrühen und 10 Minuten ziehen lassen, dann abseihen und ungesüßt täglich 3 Tassen jeweils 1/2 Stunde vor den Hauptmahlzeiten einnehmen.

Rezept 3:
Je 3 Teile Enzian, Schafgarbe und Wermut, je 1 Teil Bitterklee, Fenchel, Kümmel und Tausendgüldenkraut.
Zubereitung und Dosierung wie Rezept 1.
Darüber hinaus sollten Heilpflanzen mit appetit- und verdauungsanregender Wirkung auch noch zum Würzen gebraucht werden. Dazu eignen sich vor allem Bohnenkraut, Brunnenkresse, Knoblauch, Kümmel, Meerrettich, Sellerie und Zwiebeln.
Die Speisen dürfen nicht zu schwer und fettreich sein und werden in kleineren Portionen verabreicht. Die

üblichen 3 großen Hauptmahlzeiten werden verringert, zusätzlich nimmt man 2 leichte Zwischenmahlzeiten – vorwiegend frisches Obst und gesäuerte Milchprodukte wie Joghurt, Quark und Sauermilch – am Vormittag und Nachmittag ein. Bei Bedarf kann die tägliche Nahrungszufuhr auch auf 6–7 kleine Mahlzeiten über den Tag verteilt werden.

Wenn der Appetitmangel zu Untergewicht führt, darf das Körpergewicht nie durch eine »Mastkur« mit fetten, schweren Speisen rasch wieder normalisiert werden, denn dadurch vermindert man den Appetit oft noch weiter und überlastet die Verdauungs- und Stoffwechselfunktionen. Vielmehr gibt man eine leicht verdauliche Kost mit Rohkost, die feiner als sonst üblich zerkleinert (bei Bedarf sogar püriert) wird, und Vollkornmüslis mit Obst, Gemüse und Quark. Ergänzt wird diese Ernährung durch eine »Frühstückszulage« aus 200–250 g Speisequark mit 2-3 Eßlöffel geschrotetem Leinsamen und etwas Leinöl. Fette Nahrungsmittel müssen strikt vermieden werden. Wenn diese Behandlung nicht bald zur spürbaren Besserung führt, darf die fachmännische Untersuchung nicht mehr länger verzögert werden.

Tees bei allgemeiner Verdauungsschwäche

Unter dem Oberbegriff Verdauungsschwäche faßt man verschiedene unklare Störungen der Verdauungsfunktionen zusammen. Dazu gehören vor allem Appetitmangel, Aufstoßen, Blähungen, Völlegefühl, Übelkeit, Brechreiz und Durchfall oder Verstopfung (teils abwechselnd). Als Allgemeinsymptome kommen oft noch chronische Abgespanntheit und Leistungsschwäche hinzu, die auf Mangelzustände infolge der ungenügenden Verwertung der Nahrung hinweisen können.

Akut treten solche Beschwerden vor allem bei Ernährungsfehlern, nach Ärger, Aufregungen und anderen ungünstigen seelisch-nervösen Einflüssen und bei Alkohol- oder Nikotinmißbrauch auf. Oft bestehen die Verdauungsstörungen aber chronisch und stehen dann mit dauernder falscher Ernährung, chronischen Erkrankungen der Verdauungsorgane, mangelhafter Produktion von Magen- und anderen Verdauungssäften oder ernsteren Allgemeinerkrankungen in Zusammenhang.

Selbstbehandlung ist deshalb nur bei leichteren akuten Störungen der Verdauungsfunktionen durch Heiltees möglich, alle stärkeren, länger anhaltenden Symptome erfordern baldige fachmännische Untersuchung, damit die Ursachen gezielt behandelt werden können. Das ist auch bei leichten Verdauungsstörungen erforderlich, wenn diese nicht rasch beseitigt werden können, weil sonst bald Mangelkrankheiten auftreten; diese ziehen den gesamten Organismus in Mitleidenschaft, schwächen die Körperabwehr und erhöhen die Anfälligkeit für Krankheiten.

Zur Grundbehandlung wird eine leichte Kost wie bei Appetitmangel empfohlen, die man mit verdauungsfördernden Kräutern würzt. Dazu eignen sich vor allem Knoblauch, Kümmel, Liebstöckel, Majoran, Meerrettich, Rosmarin, Schnittlauch, Sellerie, Wacholder, Wermut mit Zwiebeln.

Daneben verwendet man zur Behandlung verschiedene verdauungsfördernde reiz- und entzündungslindernde, blähungstreibende und (bei Durchfall) stopfende Heilteemischungen. Ob sie allein ausreichen, um die Verdauungsschwäche zu heilen, oder durch Arzneimittel nach Verordnung ergänzt werden müssen, läßt sich immer nur im Einzelfall vom Fachmann beurteilen.

Rezept 1:
Je 4 Teile Bitterklee, Kamille und Schafgarbe, je 2 Teile Enzian, Liebstöckel und Rosmarin, je 1 Teil Basilikum, Majoran und Wermut.
2 Teelöffel der Mischung mit 1 Tasse kaltem Wasser 6–8 Stunden im zugedeckten Gefäß ziehen lassen, abseihen und den Rückstand im Sieb mit 1 Tasse kaltem Wasser ansetzen, das man in 15 Minuten zum Kochen bringt und 5 Minuten am Sieden hält; abseihen, die beiden Tees mischen und mit einer Tagesdosis von 3 Tassen ungesüßt vor oder nach den Hauptmahlzeiten einnehmen.

Rezept 2:
Je 3 Teile Anis, Kamille, Schafgarbe und Wermut, je 2 Teile Bitterklee, Rosmarin und Tausendgüldenkraut, je 1 Teil Kümmel, Pfefferminze, Quendel und Thymian.
1 Teelöffel der Mischung mit 1 Tasse kochendem Wasser überbrühen, 10 Minuten zugedeckt ziehen lassen, abseihen und täglich 3 Tassen ungesüßt vor oder nach den Hauptmahlzeiten einnehmen.

Rezept 3:
Je 4 Teile Kamille und Schafgarbe, je 2 Teile Fenchel, Liebstöckel, Pfefferminze und Wermut; Saft von 1 frisch ausgepreßten Knoblauchzehe pro Tasse.
1 Teelöffel der Kräutermischung mit 1 Tasse kochendem Wasser überbrühen, 10 Minuten zugedeckt ziehen lassen, abseihen, den Knoblauchsaft hinzufügen und ungesüßt täglich 3 Tassen vor den Hauptmahlzeiten einnehmen.

Dieser Tee empfiehlt sich besonders bei Entzündungen und Infektionen des Magen-Darm-Kanals.

Rezept 4:
Je 3 Teile Gänsefingerkraut, Kamille und Melisse, je 2 Teile Baldrian, Pfefferminze und Schafgarbe, je 1 Teil Rosmarin, Tausendgüldenkraut und Wermut.
1 Teelöffel der Mischung mit 1 Tasse kaltem Wasser ansetzen, in 15 Minuten zum Kochen bringen, 5 Minuten sieden lassen und täglich 3 Tassen ungesüßt vor oder nach den Hauptmahlzeiten oder dazwischen einnehmen.
Der Tee wirkt besonders gut bei Verdauungsstörungen, die durch seelisch-nervöse Faktoren verursacht werden und mit krampfartigen Beschwerden im Leib einhergehen.

Rezept 5:
Je 3 Teile Kamille und Tormentill, je 2 Teile Pfefferminze, Schafgarbe, Thymian und Wermut.
1 Teelöffel der Mischung mit 1 Tasse kochendem Wasser überbrühen, 10 Minuten zugedeckt ziehen lassen, abseihen und täglich 3 Tassen ungesüßt zwischen den Mahlzeiten einnehmen.
Der Tee hilft hauptsächlich bei Verdauungsstörungen mit Entzündungen und Durchfall.

Weitere geeignete Teerezepturen gegen die verschiedenen Symptome der Verdauungsschwäche werden in den folgenden Kapiteln angegeben. Bei akuten Beschwerden muß die Teebehandlung einige Tage bis zur vollständigen Heilung, bei chronischen Verdauungsstörungen kurmäßig über längere Zeit durchgeführt werden.

Windtreibende Tees gegen Blähungen

Blähungen treten bei den meisten Menschen ab und zu einmal als harmloses Symptom auf. Hauptsächlich erklären sie sich aus Luftschlucken, das bis zu einem gewissen Grad nützlich ist, damit Magen und Darm unabhängig von der Nahrung unter dem richtigen Spannungszustand stehen. Bei übermäßigem Luftschlucken, das unbewußt durch Nervosität, Aufregungen, unterdrückte Aggressionen, aufgestauten Ärger und andere seelisch-nervöse Ursachen entsteht, kommt es zu unerwünscht starken Blähungen mit kolikartigen Schmerzen.

Eine weitere häufige Ursache der Blähungen sind bestimmte Nahrungsmittel, die im Darm zur Gasbildung führen. Dazu gehören vor allem Kohlgemüse, Hülsenfrüchte, frisches Brot und Hefeteigwaren. Wer zu stärkeren Blähungen neigt, sollte sie vorsorglich vermeiden, dann aber durch fachmännische Untersuchung klären lassen, ob dahinter eine organische Krankheit des Verdauungssystems steht.

Schließlich können Blähungen auch noch auf Erkrankungen des Magens, Darms, der Leber und der Gallenblase, chronische Darmträgheit, Darmverschluß oder Störungen der nützlichen Darmkeime (Darmflora) durch falsche Ernährung oder Antibiotikabehandlung hinweisen. Diagnose und Therapie bleiben in solchen Fällen dem Fachmann vorbehalten.

Besondere Vorsicht ist bei herzkranken Menschen geboten, die unter stärkeren Blähungen leiden. Bei ihnen kann das von den aufgetriebenen Därmen nach oben in den Brustraum gedrängte Zwerchfell nicht nur die Atmung erheblich behindern, sondern sogar zu Herzanfällen bis hin zum Herzinfarkt führen.

Selbsthilfe ist bei gelegentlichen Blähungen durch nervöses Luftschlucken oder blähende Speisen gefahrlos möglich. In allen anderen Fällen müssen die Ursachen vom Therapeuten festgestellt und gezielt nach seiner Verordnung behandelt werden, Heiltees ergänzen diese Therapie.

Rezept 1:
Je 2 Teile Kamille und Kümmel, je 1 Teil Gänsefingerkraut, Pfefferminze, Schafgarbe und Wermut.
Mit 1 Teelöffel der Mischung pro Tasse kochendes Wasser den Aufguß zubereiten, 10 Minuten zugedeckt ziehen lassen, abseihen und bei akuten Blähungen sofort 1–2 Tassen, zur längeren Behandlung täglich 3 Tassen vor den Hauptmahlzeiten einnehmen.

Rezept 2:
Je 2 Teile Fenchel und Kamille, je 1 Teil Anis, Kümmel und Schafgarbe.
Zubereitung und Dosierung wie Rezept 1.
Dieser Tee eignet sich besonders gut bei Kindern, die unter Blähungen und Nabelkoliken leiden.

Rezept 3:
Je 3 Teile Baldrian, Kamille und Kümmel, je 2 Teile Lavendel, Melisse, Pfefferminze und Rosmarin, je 1 Teil Anis, Fenchel, Hopfen und Tausendgüldenkraut.
Zubereitung und Dosierung wie Rezept 1.
Wegen seiner beruhigenden Kräuter empfiehlt sich dieser Tee vorwiegend bei seelisch-nervös durch Luftschlucken verursachten Blähungen.

Rezept 4:
Je 2 Teile Anis und Kümmel.
Die Zubereitung erfolgt wie bei Rezept 1, anstelle des kochenden Wassers verwendet man aber die entsprechende Menge heiße Milch.

Der Tee wird bei akuten Blähsuchtanfällen mit Atemnot und Herzbeschwerden in einer Dosis von 1–2 Tassen in kurzen Abständen hintereinander verabreicht und wirkt meist gut.

Krampflösende Tees gegen Koliken

Die schmerzhaft an- und abschwellenden Verkrampfungen des Magen-Darm-Kanals erklären sich oft aus Blähungen und chronischer Darmträgheit. Häufig spielen aber auch seelisch-nervöse Ursachen oder Infektionen des Verdauungskanals (dann besteht zusätzlich oft Erbrechen und Durchfall) eine Rolle. Schließlich ist bei Koliken an ernstere andere Erkrankungen der Verdauungs- und Bauchorgane, Gallen-, Nierensteine oder Darmverschluß (völlige Wind- und Stuhlverhaltung) zu denken, die sofortige fachmännische Untersuchung erfordern.

Zur Soforthilfe bei Koliken im Bauchraum eignen sich vor allem Gänsefingerkraut und Kamillen gut, ergänzt durch andere Heilpflanzen. Hilft der Tee nicht bald, darf die Konsultation des Therapeuten nicht unnötig aufgeschoben werden, sonst drohen ernstere Komplikationen. Bei schweren Koliken mit stark beeinträchtigtem Allgemeinbefinden verzichtet man besser auf Selbsthilfe, um das Krankheitsbild nicht zu verschleiern, und ruft sofort den Therapeuten.

Rezept 1:

Je 3 Teile Gänsefingerkraut und Kamille, je 2 Teile Baldrian und Pfefferminze, je 1 Teil Lavendel und Melisse.

1 Teelöffel der Mischung mit 1 Tasse kaltem Wasser ansetzen, in 15 Minuten zum Kochen bringen, 5 Minuten am Sieden halten und abseihen; davon gibt man zur Soforthilfe in kurzen Abständen 2–3 Tassen ungesüßt und nach Besserung bis zur völligen Heilung je nach Bedarf täglich 2–4 Tassen.

Rezept 2:

Je 3 Teile Gänsefingerkraut, Melisse und Pfefferminze, je 1 Teil Kamille und Thymian.

1 Teelöffel der Mischung mit 1 Tasse kochendem Wasser zubereiten, 10 Minuten zugedeckt ziehen lassen, abseihen und wie Rezept 1 dosieren.

Rezept 3:

Je 2 Teile Anis, Baldrian, Fenchel und Gänsefingerkraut, je 1 Teil Kamille und Melisse.

Zubereitung und Dosierung wie Rezept 2.

Dieser Tee eignet sich auch für Kinder mit Nabelkoliken und anderen Krampfzuständen im Bauchraum gut.

Spezielle Heiltees bei Gallen- und Nierenkoliken stellen wir später noch vor, Heiltees gegen Koliken durch Blähungen und Verstopfung werden durch die in den entsprechenden Kapiteln angegebenen Teemischungen gelindert.

Abführende Tees

Die verbreitete chronische Verstopfung entsteht hauptsächlich durch falsche Ernährung, die zu wenig Ballaststoffe enthält. Oft spielen zusätzlich noch Bewegungsmangel und seelisch-nervöse Darmverkrampfungen eine Rolle. Gegen solche Ursachen helfen abführende Tees natürlich nicht, sie können nur das Symptom beseitigen. Vorübergehend kann das einmal sinnvoll sein, darf aber nie zur Gewohnheit werden, sonst führen auch die pflanzlichen Abführmittel zu unerwünschten Nebenwirkungen.

Zur Basistherapie empfiehlt sich eine Ernährungsform mit reichlich pflanzlicher Rohkost, in der genügend Ballaststoffe zur natürlichen Darmentlehrung enthalten sind. Sie quellen im Darm auf und üben dabei einen mechanischen Reiz auf die Darmwand aus. Wenn die Nahrung allein nicht genügt, gibt man zusätzlich Diätmittel mit Leinsamen oder Weizenkleie nach Gebrauchsanweisung. Ergänzend muß für ausreichend körperliche Bewegung gesorgt werden, weil dadurch die Darmentleerung ebenfalls angeregt wird. Behindern Darmverkrampfungen die regelmäßige Entleerung, eignen sich die später noch vorgestellten Beruhigungstees gegen Nervosität und bei Bedarf das autogene Training; abführende Heiltees dürfen dann überhaupt nicht verabreicht werden, weil sie die Darmverkrampfungen nur noch verschlimmern.

Hilft das alles nicht bald und dauerhaft, besteht Verdacht auf eine organische Krankheit als Ursache der Verstopfung, die nicht durch Abführtees, sondern gezielt nach fachmännischer Verordnung behandelt werden muß.

Die nachstehenden abführenden Teemischungen können bei akuter Verstopfung vorübergehend einmal verwendet werden, damit die Stuhlentleerung rasch wieder in Gang kommt. Zur längeren Behandlung eignen sie sich nicht, denn es gibt weder pflanzliche noch chemische Abführmittel, die auf Dauer unschädlich bleiben.

Rezept 1:
2 Teile Sennesblätter, je 1 Teil Fenchel, Kamille und Pfefferminze.
2 Teelöffel der Mischung auf 1/4 l kaltes Wasser geben, in 15 Minuten zum Kochen bringen, noch 5 Minuten am Sieden halten, abseihen und diese Menge auf einmal abends einnehmen. Wenn der Stuhl dadurch zu dünn wird, verringert man die Dosis bei der nächsten Anwendung.

Rezept 2:
2 Teile Faulbaumrinde und Sennesblätter, je 1 Teil Anis, Fenchel, Gänsefingerkraut und Kamille.
Zubereitung und Dosierung wie Rezept 1, bei zu dünner Stuhlentleerung wird die Dosis je nach individuellem Bedarf verringert.
Dieser Tee kann versuchsweise auch bei Verstopfung durch Darmverkrampfungen verwendet werden, dann nimmt man aber nur je 1 Teil Faulbaumrinde und Sennesblätter.
Die Teerezepte 1 und 2 eignen sich nicht (sofern nicht ausdrücklich vom Therapeuten erlaubt) während der Schwangerschaft und Stillzeit.

Rezept 3:
Je 2 Teile Erdrauch, Leinkraut und Tausendgüldenkraut, je 1 Teil Fenchel, Kamille und Melisse.
1 Teelöffel der Mischung mit 1 Tasse kochendem Wasser überbrühen, 10 Minuten zugedeckt ziehen lassen, abseihen und täglich 2–3 Tassen ungesüßt einnehmen.
Da dieser Tee keine stärker abführenden Wirkstoffe enthält, kann er versuchsweise bei krampfartiger Verstopfung verwendet werden; außerdem eignet er sich

während der Schwangerschaft und Stillzeit und bei Kindern.

Rezept 4:
Je 3 Teile Baldrian, Erdrauch und Gänsefingerkraut, je 2 Teile Fenchel, Leinkraut und Melisse.
Zubereitung und Dosierung wie Rezept 3.
Wegen seiner beruhigenden, krampflösenden Wirkung eignet sich dieser Tee besonders gut bei krampfartiger Darmträgheit.

Stopftees gegen Durchfall

Durchfälle mit unterschiedlich schwerem Verlauf treten oft durch Darminfektionen oder Vergiftungen durch verdorbene Nahrung auf. Neuerdings kommt es auch gehäuft zu allergischen Reaktionen des Darms auf Nahrungsmittel und vor allem die darin enthaltenen chemischen Rückstände und Zusätze. Gleichfalls weit verbreitet sind chronische Schädigungen der nützlichen Darmkeimbesiedlung (Darmflora), die zu Blähungen und Durchfall führen. Schließlich entstehen Durchfälle nicht selten bei Magen-, Leberleiden, Stoffwechselstörungen oder ungünstigen seelisch-nervösen Einflüssen. Zum Durchfall treten oft noch weitere Symptome, insbesondere Leibschmerzen, Koliken, Blähungen, Übelkeit und Brechreiz. Bei chronischem Verlauf wechseln Durchfälle oft mit Verstopfung ab. Wenn gleichzeitig der Magen mitbetroffen ist, kommt es zusätzlich zu Magenschmerzen und Erbrechen, bei Dickdarmkatarrhen findet man im Stuhl oft Schleim, zum Teil sogar Blut.
Durchfall kann (vor allem bei gleichzeitigem Erbrechen) schon nach 2–3 Tagen zu gefährlichen Flüssig-

keits- und Salzverlusten führen, die als erstes Warnzeichen meist Wadenkrämpfe hervorrufen. Deshalb muß vorsorglich stets der Arzt zugezogen werden, wenn der Durchfall am 3. Tag noch nicht steht. Wird das Allgemeinbefinden von Anfang an stärker betroffen und/ oder erhöht sich die Körpertemperatur erheblich, ist ebenso wie bei Blutstühlen sofortige fachmännische Hilfe erforderlich. Gleiches gilt, wenn Durchfälle unklarer Ursachen häufig zurückkehren.

Zur Selbstbehandlung in offensichtlich leichten Fällen hält man 1–2 Tage Teefasten ein, das beseitigt den Durchfall meist rasch. Dazu eignen sich die hier genannten Heilteemischungen besonders gut. Je nach Durstgefühl gibt man zusätzlich kohlensäurearmes Mineralwasser, aber keine anderen Getränke oder feste Nahrung. Sobald der Durchfall am 2. oder 3. Tag steht, verzehrt man anfangs nur Reis- und Haferschleim und baut die gewohnte Kost erst allmählich wieder auf, sonst kann es zu Rückfällen kommen; auch der Tee soll zur Nachbehandlung noch für einige Zeit eingenommen werden.

Als Reaktion kommt es nach Durchfall oft für einige Tage zur Verstopfung, weil sich der Darm erst wieder füllen muß. Dagegen darf nur Leinsamen, keinesfalls ein abführendes Mittel verabreicht werden, sonst kann es zum schweren Rückfall kommen.

Rezept 1:
Je 3 Teile Eichenrinde und Tormentill, je 2 Teile Gänsefingerkraut, Melisse und Pfefferminze, je 1 Teil Kamille und Thymian.

1 Teelöffel der Mischung mit 1 Tasse kaltem Wasser ansetzen, in 15 Minuten zum Kochen bringen, noch 10 Minuten am Sieden halten, abseihen und zum Tee-

fasten täglich 4–6 Tassen, zur Nachbehandlung 2–3 Tassen ungesüßt einnehmen.

Rezept 2:
Je 4 Teile Eichenrinde, Gänsefingerkraut und Kamille, je 2 Teile Eibisch, Salbei und Walnußblätter.
Zubereitung und Dosierung wie Rezept 1.
Diese Teemischung eignet sich besonders bei Durchfall mit Darmentzündung und stärkeren krampfartigen Beschwerden.

Rezept 3:
Je 3 Teile Eichenrinde, getrocknete Heidelbeeren, Kamille, Melisse und Tormentill, je 2 Teile Enzian, Tausendgüldenkraut, Thymian und Wermut.
Zubereitung und Dosierung wie Rezept 1.
Dieser Tee wird vor allem dann empfohlen, wenn der Durchfall mit Erbrechen und Magenbeschwerden einhergeht.

Rezept 4:
Je 3 Teile Baldrian, Gänsefingerkraut und Melisse, je 2 Teile Fenchel, Kamille und Tormentill, je 1 Teil Pfefferminze und Tausendgüldenkraut.
Zubereitung und Dosierung wie Rezept 1.
Wegen seiner beruhigenden Wirkung wird dieser Tee hauptsächlich bei seelisch-nervös verursachtem Durchfall angewendet.

Anstelle des Teefastens hat sich bei Durchfall als Folge von Infektionskrankheiten und Vergiftungen auch die Apfelkur gut bewährt. Dazu verzehrt man 1–2 Tage lang je etwa 1000 g rohe Äpfel, aufgeteilt in 4–5 Portionen zu je 200–250 g, die portionsweise frisch zubereitet werden. Zusätzlich nimmt man täglich noch 3 Tassen Heiltee nach einem der oben beschriebenen Rezepte ein.

Magentees

Der Magen leidet besonders häufig unter den Folgen falscher Ernährung, die zur vorübergehenden oder chronischen Magenverstimmung führen kann. Daraus entwickeln sich im Lauf der Zeit oft Entzündungen oder sogar Geschwüre des Magens, schlimmstenfalls auch Magenkrebs.

Häufiger stehen hinter Magenbeschwerden aber auch seelisch-nervöse Faktoren, auf die der Magen sehr empfindlich reagiert. Ferner muß wie beim Durchfall an Infektionen oder Vergiftungen durch verdorbene Nahrungsmittel, außerdem an Störungen der Magensaft- und Magensäureproduktion, zu hastiges, kaltes, heißes oder reichliches Essen und/oder Trinken oder Reizungen der Magenschleimhaut durch Alkohol- und Nikotinmißbrauch gedacht werden.

Damit mögliche ernstere Ursachen frühzeitig erkannt und erfolgreich behandelt werden können, sucht man bei allen unklaren (auch leichteren) Magenbeschwerden am 7. Tag den Therapeuten auf, wenn die Heiltees nicht zufriedenstellend helfen. Auch häufiger wiederkehrende Symptome müssen bald untersucht werden.

Hauptsächlich führen Erkrankungen des Magens zu Magendrücken, kolikartigen Magenschmerzen, Sodbrennen, Appetitmangel, Blähungen, Mundgeruch und belegter Zunge, zum Teil auch zu Übelkeit und Erbrechen. Bei chronischen Krankheiten lassen diese Symptome nach, so daß man sich bald an sie gewöhnt, aber es entstehen wegen der unvollständigen Verwertung der Nahrung bald Mangelkrankheiten, und die ständige Reizung der Schleimhäute begünstigt Magengeschwüre und schlimmstenfalls nach jahrzehntelangem Verlauf Magenkrebs.

Für Magengeschwüre sind neben den obigen Symptomen vor allem die Schmerzen im nüchternen Zustand und bald nach der Nahrungsaufnahme typisch, während es bei Geschwüren im Zwölffingerdarm (er folgt als 1. Abschnitt des Dünndarms unmittelbar dem Magen) erst 2–4 Stunden nach dem Essen zu Schmerzen kommt.

Einfache Magenbeschwerden kann man selbständig durch leichte Schonkost und Heiltees behandeln, in allen anderen Fällen ergänzen Heilpflanzen die vom Fachmann verordnete Therapie. Die Ernährung soll vor allem fett- und reizarm sein und in 5–7 kleinen Portionen über den Tag verteilt eingenommen werden. Teefasten oder Apfelkuren wie bei Durchfall sind nur bei akuten Infektionen und Vergiftungen angezeigt, in anderen Fällen können sie die Krankheit sogar verschlimmern. In Zweifelsfällen bespricht man die Diät immer mit dem Therapeuten.

Teerezepte gegen Magenverstimmungen und -katarrhe

Rezept 1:
Je 3 Teile Kamille, Pfefferminze und Schafgarbe, je 1 Teil Enzian, Tausendgüldenkraut und Thymian.
1 Teelöffel der Mischung mit 1 Tasse kochendem Wasser überbrühen, 10 Minuten zugedeckt ziehen lassen, abseihen und täglich 3–4 Tassen ungesüßt einnehmen.

Rezept 2:
Je 2 Teile Eichenrinde, Kamille und Schafgarbe, je 1 Teil Kalmus, Liebstöckel, Thymian und Wermut.
Zubereitung und Dosierung wie Rezept 1.

Rezept 3:
Je 3 Teile Enzian, Kalmus und Pfefferminze, je 2 Teile Kamille, Malve und Schafgarbe, je 1 Teil Tausendgüldenkraut und Wermut.
Zubereitung und Dosierung wie Rezept 1.
Unter anderem bewährt sich dieser Tee bei Sodbrennen und Übelkeit gut.

Rezept 4:
Je 3 Teile Kamille und Melisse, je 2 Teile Gänsefingerkraut, Pfefferminze und Wermut, je 1 Teil Fenchel, Kalmus, Schafgarbe, Tormentill und Ysop.
Zubereitung und Dosierung wie Rezept 1.
Bei Erbrechen und krampfartigen Magenbeschwerden erzielt man mit diesem Tee gute Ergebnisse.

Teerezepte gegen Magen- und Zwölffingerdarmgeschwüre

Rezept 1:
Je 3 Teile Enzian, Kalmus, Kamille und Tormentill, je 1 Teil Lakritzenwurzel und Ringelblume.
1 Teelöffel der Mischung mit 1 Tasse kaltem Wasser ansetzen, in 15 Minuten zum Kochen bringen, 5 Minuten sieden lassen und nach dem Abseihen täglich 3 Tassen ungesüßt 1/2 Stunde vor den Hauptmahlzeiten einnehmen.

Rezept 2:
Je 5 Teile Schafgarbe und Tausendgüldenkraut, je 4 Teile
Eibisch, Kamille und Thymian, je 3 Teile Fenchel, Königs-
kerze und Wermut, je 2 Teile Eichenrinde und Wegwarte,
je 1 Teil Enzian, Melisse, Ysop.
Zubereitung und Dosierung wie Rezept 1.

Rezept 3:
Je 3 Teile Enzian, Kamille und Tormentill, je 2 Teile Küm-
mel, Lakritzenwurzel und Pfefferminze, je 1 Teil Thymian
und Wermut.
Zubereitung und Dosierung wie Rezept 1.

Ergänzt wird die Behandlung von Magengeschwüren
oft durch *Rollkuren.* Dazu kann der Therapeut fertige
Lösungen verordnen, aber auch Heiltees leisten gute
Dienste. Die folgenden beiden Rezepte haben sich zur
Rollkur gut bewährt.

Rezept 1:
4 Teile Kamille, je 1 Teil Eichenrinde und Tausendgülden-
kraut.
1 Eßlöffel der Mischung mit 1/4 l kochendem Wasser
überbrühen, 10 Minuten zugedeckt ziehen lassen und
in der unten beschriebenen Weise ungesüßt verwenden.

Rezept 2:
Je 3 Teile Kamille und Tormentill, je 1 Teil Eibisch, Lakrit-
zenwurzel und Thymian.
Zubereitung und Anwendung wie Rezept 1.

Die Rollkur führt man wie folgt durch:
- Die Hälfte des warmen Tees einnehmen und für 5 Minuten auf den Rücken legen;

- ein Drittel des verbliebenen Tees einnehmen und für 5 Minuten auf die linke Körperseite legen;
- die Hälfte des restlichen Tees einnehmen und für 5 Minuten auf den Bauch legen;
- den restlichen Tee einnehmen und für 5 Minuten auf die rechte Körperseite legen.

Die Anwendung dauert also insgesamt 20 Minuten und muß stets genau in obiger Reihenfolge durchgeführt werden, damit der Tee die Magenschleimhaut überall benetzt. Im allgemeinen genügt es, wenn man die Behandlung morgens nüchtern gleich nach dem Erwachen durchführt, in schweren Fällen wiederholt man sie abends vor dem Einschlafen (dann muß die letzte Mahlzeit aber 3–4 Stunden vorher verzehrt werden, damit der Magen sich wieder entleert hat). Die Rollkur dauert mindestens 2 Wochen, bei Bedarf auch wesentlich länger.

Leber-Gallen-Tees

Falsche Ernährung, Alkoholmißbrauch, in zunehmendem Maße auch chemische Zusätze zur Nahrung, Arzneimittel und Giftstoffe aus der Umwelt führen dazu, daß Erkrankungen des Leber-Gallenblasen-Systems seit einiger Zeit gehäuft auftreten. Sie erfordern immer fachmännische Hilfe, die vorwiegend aus Diät und fertigen Arzneimitteln besteht. Die Diät muß individuell vom Therapeuten verordnet werden. Heiltees können die Behandlung oft ergänzen, genügen aber kaum und sollten stets mit dem Fachmann besprochen werden. Auch zur Vorbeugung von Leber-Gallenblasen-Leiden können Heilteemischungen verabreicht werden.
Wir beschränken uns darauf, einige Rezepturen anzugeben, die sich vor allem zur vorbeugenden Behand-

lung bewährt haben, aber auch ergänzend bei Leber-Gallenblasen-Leiden eingesetzt werden können.

Gallenblasenentzündung:
Sie betrifft bevorzugt Frauen und führt zum Druckgefühl unter dem rechten Rippenbogen mit Verdauungsschwäche und oft Widerwillen gegen Fett; meist erhöht sich die Körpertemperatur mäßig, manchmal kommt es zu Gelbsucht und Erbrechen. Bei chronischem Verlauf können sich Gallensteine entwickeln (sie führen aber oft auch erst zur Entzündung), unter Umständen vereitert die Gallenblase und wirkt dann als chronischer Entzündungsherd mit Fernwirkung vor allem auf Herz, Nieren und Gelenke oder bricht in die Bauchhöhle durch; nicht selten kommt es infolge der chronischen Reizung nach Jahrzehnten zu Gallenblasenkrebs. Deshalb kann es vorsorglich notwendig werden, eine nicht mehr ausheilbare chronische Entzündung der Gallenblase frühzeitig chirurgisch zu entfernen, um solche Komplikationen zu vermeiden.
Zur Vorbeugung und ergänzenden Therapie kann vor allem der folgende Mischtee hergestellt werden:
• *Je 4 Teile Schafgarbe, Tausendgüldenkraut und Wermut, je 3 Teile Bitterklee, Erdrauch, Kamille und Löwenzahn, je 2 Teile Enzian und Pfefferminze, je 1 Teil Berberitze und Thymian.*
1 Teelöffel der Mischung auf 1 Tasse kaltes Wasser geben, in 15 Minuten zum Kochen bringen, 5 Minuten am Sieden halten, abseihen und täglich 3 Tassen ungesüßt vor den Hauptmahlzeiten einnehmen.

Gallensteine:
Auch diese Krankheit betrifft Frauen wesentlich häufiger als Männer. Die Steine entwickeln sich meist im

Verlauf einer chronischen Gallenblasenentzündung (können diese aber auch erst verursachen) und führen oft lange Zeit nur zu unklaren Symptomen wie bei einer Gallenblasenentzündung. Erst wenn ein Stein im Gallengang eingeklemmt wird, kommt es zur heftigen Kolik, der Gelbsucht folgen kann. Sie muß immer sofort vom Therapeuten behandelt werden.

Zum Teil lassen sich Gallensteine nur operativ, neuerdings auch durch Schallwellen beseitigen, teils kann man sie medikamentös verkleinern und auf natürlichem Weg austreiben. Die Entscheidung darüber trifft stets der Fachmann. Der folgende Heiltee eignet sich gut zur Vorbeugung und ergänzenden Behandlung des symptomarm verlaufenden Gallensteinleidens und zur Soforthilfe bei akuten Koliken bis zum Eintreffen des Arztes:

- *Je 4 Teile Gänsefingerkraut und Kamille, je 2 Teile Pfefferminze, Schafgarbe, Tausendgüldenkraut und Wermut.*

1 Teelöffel der Mischung mit 1 Tasse kochendem Wasser überbrühen, zugedeckt 10 Minuten ziehen lassen, abseihen und bei Koliken sofort 2 Tassen ungesüßt einnehmen; bei Bedarf kann man später nochmals 1–2 Tassen verabreichen; zur Vorbeugung und ergänzenden Behandlung gibt man täglich 2–3 Tassen vor den Mahlzeiten.

Dieser Tee hilft auch, wenn eine chronisch entzündete, geschrumpfte Gallenblase zu kolikartigen Schmerzen führt.

Wegen der Gefahr krebsiger Entartung müssen auch Gallensteine, die keine nennenswerten Beschwerden verursachen, unbedingt behandelt werden.

Leberleiden:
Besonders weit verbreitet ist heute die Fettleber, die zur Funktionsschwäche des Organs führt. Wegen seiner zentralen Bedeutung als »Labor« des Körpers entstehen dadurch neben Verdauungsstörungen, Appetitmangel oder Heißhunger, Blähungen und Übelkeit vor allem noch allgemeine Schwächezustände mit abnormer Ermüdung und Störungen des Leistungsvermögens. Falsche Ernährung, Alkohol- und Arzneimittelmißbrauch, Vergiftungen oder chronische Leberentzündungen verursachen die Krankheit, die bei frühzeitiger Behandlung meist vollständig ausgeheilt werden kann.

Entzündungen der Leber treten durch Virusinfektionen (seltener durch andere Erreger) auf und beginnen unklar mit Symptomen wie bei einer Erkältung. Danach kommt es zur allgemeinen Schwäche, Verdauungsstörungen und Appetitmangel, bei etwa 50 % der Patienten auch zur Gelbsucht. Bei chronischem Verlauf entwickelt sich daraus die dauernde Leberschwäche und schließlich die Leberzirrhose.

Neben chronischen Leberentzündungen führen auch Alkoholmißbrauch, Leberverfettung und Vergiftungen zur Leberzirrhose, die nach langem Siechtum tödlich endet oder Leberkrebs begünstigt, wenn die Therapie nicht frühzeitig beginnt. Im Anfangsstadium macht sich die Schrumpfung der Leber durch unklare Warnzeichen wie bei der Leberfunktionsschwäche bemerkbar, später bilden sich in der Speiseröhre und auf der Bauchdecke Krampfadern, die platzen und zu lebensgefährlichen Blutungen führen können, im Endstadium kommt es zur Bauchwassersucht mit körperlichem Verfall.

Alle Leberleiden erfordern eine vom Fachmann zu verordnende Diät und geeignete Arzneimittel. Heiltees unterstützen die Therapie, ihre Anwendung muß aber mit dem Therapeuten abgesprochen werden. Gut bewährt hat sich unter anderem die folgende Teemischung, die regelmäßig über längere Zeit eingenommen werden sollte:

- *4 Teile Mariendistel, je 3 Teile Kamille, Pfefferminze und Schafgarbe, je 2 Teile Birkenblätter, Löwenzahn und Schafgarbe, je 1 Teil Berberitze, Kümmel, Odermennig und Salbei.*

  1 Teelöffel der Mischung mit 1 Tasse kochendem Wasser überbrühen, zugedeckt 10 Minuten ziehen lassen, abseihen und täglich 3–4 Tassen zu oder nach den Mahlzeiten einnehmen.

Die Mariendistel gilt als eines der wichtigsten Heilmittel bei Leberleiden und hat sich inzwischen auch schon in wissenschaftlichen Untersuchungen bewährt. Wegen der besseren Wirkung wird sie oft auch in Form fertiger Arzneimittel mit stets gleichbleibendem Wirkstoffgehalt verordnet und kann dann selbst in fortgeschrittenen Fällen noch helfen.

Heiltees für Nieren und Blase

Das Ausscheidungssystem, das Nieren, Harnleiter, Harnblase und Harnröhre umfaßt, reguliert den Wasserhaushalt. Mit der Harnausscheidung verbunden ist die Entfernung von Schlacken und Giftstoffen aus dem Organismus, die teils im Stoffwechsel entstehen, teils von außen (chemische Arzneimittel, Nahrungszusätze, Umweltgifte) zugeführt werden.
Störungen der Funktionen dieses lebenswichtigen Organsystems dürfen nie auf die leichte Schulter genom-

men werden, auch wenn es sich »nur« um eine einfache Blasenentzündung handelt; sie kann in die Nieren aufsteigen und zu lebensgefährlichen Komplikationen führen, die bei Zerstörung der Nieren regelmäßig mehrmals wöchentlich die Blutwäsche mit der künstlichen Niere oder eine Nierentransplantation erforderlich machen.

Grundsätzlich gilt, daß alle Erkrankungen der Nieren und Blase nur unter fachmännischer Verlaufskontrolle behandelt werden dürfen. Heilpflanzen eignen sich dazu zwar gut, aber sie müssen oft in Form fertiger Arzneimittel mit stets gleichbleibendem Wirkstoffgehalt verabreicht werden. Heiltees kommen zur alleinigen Behandlung nur bei offensichtlich leichten Reizungen der Harnblase in Frage, in allen anderen Fällen unterstützen sie die Therapie. Vor allem bei Infektionen der Nieren lassen sich Antibiotika oft nicht vermeiden, um schweren Komplikationen vorzubeugen.

Entwässernde Tees

Heiltees mit harntreibender Wirkung können zur Selbsthilfe vor allem im Rahmen einer gründlich entschlackenden »Blutreinigungskur« im Frühjahr und/oder Herbst genutzt werden. Das setzt allerdings funktionstüchtige Nieren voraus und darf nicht übertrieben werden, sonst drohen bald Verluste an Flüssigkeit und Vitalstoffen, die schlimmstenfalls akut lebensbedrohlich werden. Im Zweifelsfall befragt man vor einer solchen Kur den Therapeuten, der bei Bedarf vorsorglich Arzneimittel mit Vitaminen und Mineralstoffen verordnen wird.

Zu Heilzwecken verabreicht man entwässernde Tees bei Ansammlung von Flüssigkeit in Geweben und Körperhöhlen. Sie treten örtlich begrenzt bei Blut- und Lymphstauungen, Entzündungen, Thrombosen und Quetschungen auf. Außerdem kennen wir verschiedene andere, unterschiedlich stark ausgedehnte krankhafte Wasseransammlungen; Schwellungen der Knöchel und Beine entstehen durch Blutstauungen bei Krampfadern oder Herzschwäche, Schwellungen im Gesicht deuten oft auf Nierenleiden hin, und die Bauchwassersucht entsteht meist durch Leberleiden. Die Klärung der Ursachen ist nur dem Fachmann möglich, nach dem Befund richtet sich die gezielte Therapie. Selbsthilfe durch entwässernde Tees erfordert die Zustimmung des Fachmanns.

Die folgenden Heiltees wirken anregend auf die Nierenfunktionen, so daß die Harnausscheidung (und mit ihr die Entgiftung) gesteigert wird. Zur »Blutreinigungskur«, die 3–4 Wochen dauert, können sie bei intakten Nierenfunktionen auch zur Selbsthilfe verwendet werden, bei krankhaften Wasseransammlungen entscheidet der Therapeut über die Behandlung.

Rezept 1:
Je 2 Teile Birke, Brennessel und Löwenzahn, je 1 Teil Hagebutte und Hauhechel.
1 Teelöffel der Mischung in 1 Tasse kaltes Wasser geben, in 15 Minuten zum Kochen bringen, noch 5 Minuten sieden lassen, abseihen und täglich 2–3 Tassen einnehmen.

Rezept 2:
4 Löffel Löwenzahn, je 2 Teile Birke und Petersilie, je 1 Teil Bohnenschalen, Brennessel und Liebstöckel.
Zubereitung und Dosierung wie Rezept 1.

Rezept 3:
Je 3 Teile Birke, Löwenzahn, Petersilie und Wacholderbee-
ren (bei Nierenleiden muß auf Wacholder verzichtet wer-
den!), je 2 Teile Brennessel, Brunnenkresse, Hagebutte und
Holunder.
Zubereitung und Dosierung wie Rezept 1.

Diese 3 Teemischungen eignen sich auch, um der Neu-
bildung von Nierensteinen vorzubeugen, weil sie den
Harn »verdünnen«; das verhindert die Ausfällung un-
löslicher Stoffe aus dem Urin, die als »Kristallisations-
kerne« neuer Steine dienen könnten.

Blasentees

Entzündungen der Harnblase entstehen meist durch
Infektion mit Bakterien oder Pilzen, wenn die Körperabwehr vorübergehend durch Kälte und Nässe geschwächt ist. Auch Zuckerkranke leiden wegen der er-
höhten Zuckerausscheidung im Urin vermehrt
darunter. Bei nicht sachgerechter Behandlung kann ein
chronischer Blasenkatarrh mit erheblichen Beschwerden entstehen, der schließlich zur Blasenschrumpfung
führt, oder die Infektion greift über die Harnleiter auf
die Nieren über. Deshalb muß auch eine einfache Blasenentzündung durch Erkältung stets unter fachmännischer Verlaufskontrolle ausgeheilt werden. Heiltees leisten dabei gute Dienste, können Antibiotika aber nicht
immer ersetzen.
Als Warnzeichen der Blasenentzündung treten häufiger
Harndrang, Schmerzen und Brennen bei der Entleerung des trüben, manchmal blutigen Harns, Kopfschmerzen, Übelkeit, Appetitmangel und allgemeines
Krankheitsgefühl auf, gelegentlich kommt es zum Bett-

nässen. Bei chronischem Verlauf schwächen sich die genannten Symptome ab, können aber durch geringste Reize (zum Beispiel Erkältung) sofort wieder in alter Stärke aufflammen. Wenn Kreuzschmerzen hinzukommen, deutet das meist auf eine Verschleppung der Entzündung ins Nierenbecken hin, die sofort fachmännisch behandelt werden muß, um bleibende schwere Nierenschäden zu vermeiden.

Bei chronischen Blasenkatarrhen, oft aber auch aus seelisch-nervöser Ursache oder bei Nervenkrankheiten kann es zur chronischen *Reizblase* mit abnorm häufigem Harndrang kommen. Der Harndrang ist aber nicht der Füllung der Blase angemessen, es werden immer nur kleinere Mengen Urin entleert. Häufig kommt es zusätzlich zu Brennen und Schmerzen in der Blase. Die Krankheit betrifft Frauen wesentlich häufiger als Männer. Durch fachmännische Untersuchung müssen zunächst die Ursachen geklärt werden, ehe Tees und andere Heilmittel verabreicht werden.

Die Grundbehandlung besteht bei Blasenkatarrhen und Reizblase in einer reizarmen, rohkostreichen Diät, die vor allem Alkohol, Kaffee, Südfrüchte, Essig, Senf und andere scharfe oder saure Nahrungsmittel vermeidet. In leichten Fällen gibt man Blasentees, die als Hauptmittel die desinfizierende Bärentraube enthalten, bei stärkeren Entzündungen ergänzen sie die verordneten Medikamente und werden noch über längere Zeit zur Nachbehandlung verabreicht.

Rezept 1:
4 Teile Bärentraube, je 3 Teile Birke und Löwenzahn, je 2 Teile Ackerschachtelhalm und Kamille.
2 Teelöffel der Mischung mit 1 Tasse kaltem Wasser zugedeckt 8 Stunden ansetzen, abseihen und den Rück-

stand im Sieb mit 1 Tasse kochendem Wasser überbrühen; den Aufguß abseihen und mit dem Kaltauszug mischen; die Tagesdosis beträgt 3–4 Tassen.

Rezept 2:
Je 3 Teile Bärentraube, Hauhechel und Petersilie, je 2 Teile Ackerschachtelhalm, Goldrute und Kamille, je 1 Teil Brennessel und Löwenzahn.
1 Teelöffel der Mischung mit 1 Tasse kaltem Wasser ansetzen, in 20 Minuten zum Kochen bringen, 10 Minuten am Sieden halten und täglich 3–4 Tassen einnehmen.

Rezept 3:
Je 4 Teile Baldrian, Gänsefingerkraut und Kamille, 3 Teile Johanniskraut, je 1 Teil Frauenmantel, Goldrute, Hirtentäschelkraut und Odermennig.
Zubereitung und Dosierung wie Rezept 2.
Dieser Tee eignet sich besonders gut bei Reizblase mit krampfartigen Beschwerden durch seelisch-nervöse Ursachen.

Bettnässen tritt bei Erwachsenen meist als Symptom von Erkrankungen der Harnorgane oder bei Nierenleiden auf; bei Kindern kann es ebenfalls auf eine solche Krankheit hinweisen, häufiger erklärt es sich aber aus seelisch-nervösen Ursachen (Schulstreß, falsche Erziehung, Vernachlässigung). Klarheit bringt nur die gründliche fachmännische Untersuchung, nach deren Ergebnis sich die Behandlung richtet.
Bei Bettnässen durch Blasenentündung gelten die oben genannten Ratschläge, seelisch-nervöse Ursachen können autogenes Training, Erziehungsberatung und manchmal auch Psychotherapie erforderlich machen.

Unabhängig von den Ursachen sollte bei Bettnässen ab 16/17 Uhr nichts mehr getrunken werden, um das nächtliche unbemerkte Harnlassen zu vermeiden. Zusätzlich gibt man zur Langzeitbehandlung einen der nachstehenden Heiltees, sofern der Therapeut keine Arzneimittel verordnet.

Rezept 1:
Je 3 Teile Eichenrinde und Johanniskraut, je 1 Teil Bärentraube, Pfefferminze und Rosmarin.
1 Teelöffel der Mischung auf 1 Tasse kaltes Wasser geben, in 15 Minuten zum Kochen bringen, 5 Minuten am Sieden halten, abseihen und täglich 2–3 Tassen einnehmen.

Rezept 2:
Je 4 Teile Baldrian, Eichenrinde, Hopfen und Johanniskraut, je 2 Teile Bärentraube, Goldrute und Kamille.
Zubereitung und Dosierung wie Rezept 1.

Gelegentlich erfordert Bettnässen wegen Mißbildung der Harnorgane chirurgische Behandlung. Im Alter kann eine Schwächung der Blasenschließmuskulatur vorliegen, die sich durch Training nach fachmännischer Anleitung wieder bessern läßt.
Spott und Bestrafung für bettnässende Kinder sind immer falsch und führen nicht zum Erfolg, sondern treiben das Kind noch tiefer in seine seelische Not hinein.

Nierentees

Erkrankungen der Nieren müssen stets nach fachmännischer Anweisung (oft in der Klinik) behandelt werden, um bleibende Nierenschäden bis zur Funktionsunfähigkeit zu vermeiden. Bei Entzündungen werden im allgemeinen Antibiotika verordnet, Heiltees und andere pflanzliche Medikamente ergänzen diese Therapie, genügen aber meist nicht zur alleinigen Behandlung. Hauptsächlich eignet sich bei Nierenleiden die Goldrute, ergänzt durch Bärentraube und andere Heilpflanzen, die auch für Blasentees verwendet werden.

Wir beschränken uns darauf, kurz die einzelnen Nierenleiden zu beschreiben und einige Teemischungen vorzustellen, die vor Gebrauch mit dem Fachmann besprochen werden müssen.

Nierenbeckenentzündung:
Sie entsteht oft durch aufsteigende Blasenentzündung oder Reizung durch Nierensteine, außerdem tritt sie nach Einwirkung von Kälte und Nässe und auf noch nicht genau geklärte Weise zuweilen während der Schwangerschaft oder bei chronischer Stuhlverstopfung auf. Als Warnzeichen kommt es zu Kreuzschmerzen, Schüttelfrost, Fieber und trübem Harn; bei chronischem Verlauf schwächen sich die Symptome ab, die Nieren werden aber schleichend zerstört.

Zur Teebehandlung gebraucht man Blasentees und die bei Nierenentzündung genannten Teemischungen, der Therapeut verordnet die zusätzlich immer erforderlichen Medikamente.

Nierenentzündung:
Sie kann durch eine verschleppte Blasen- oder Nierenbeckenentzündung, als Komplikation anderer Infektionskrankheiten, durch Kälte und Nässe oder durch Streuung von Krankheitserregern aus symptomarmen Krankheitsherden vor allem der Mandeln und Zahnwurzeln entstehen. Die Entzündung betrifft einzelne

Abschnitte der Nieren oder das gesamte Nierengewebe und verläuft akut oder von Anfang an chronisch. Bei verzögerter Behandlung drohen bleibende schwere Nierenschäden, die eine Transplantation oder regelmäßige Blutwäsche mit der künstlichen Niere erforderlich machen können.

Die Symptome hängen von der Ausdehnung der Entzündung ab; vorwiegend kommt es zur verminderten Harnausscheidung mit trübem bis blutigem Urin, Rükken-, Kopf- und Gliederschmerzen, Wasseransammlungen vor allem im Gesicht, Appetitmangel und Müdigkeit; in schweren Fällen erhöht sich der Blutdruck stark, Herzbeschwerden und Atemnot treten hinzu.

Wenn der Therapeut zustimmt, ergänzt man die notwendigen Arzneimittel zum Beispiel durch die folgende Teemischung:

- *5 Teile Goldrute, je 3 Teile Bärentraube und Kamille, je 1 Teil Birke, Hagebutte und Odermennig.*

  1 Teelöffel der Mischung mit 1 Tasse kochendem Wasser überbrühen, 10 Minuten ziehen lassen, abseihen und täglich 3–4 Tassen einnehmen.

Darüber hinaus muß meist eine kochsalzarme Diät nach Verordnung eingehalten werden.

Nierensteine:

Sie entstehen nach Nierenentzündungen, daneben gibt es aber noch verschiedene andere Ursachen, die nur der Therapeut klären kann. Oft bleiben sie lange Zeit unbemerkt, weil nur erträgliche dumpfe Schmerzen im Kreuz und gelegentlich Blutharn auftreten, aber die Nieren können bereits schwer (bis zur Funktionsunfähigkeit) geschädigt werden. Zur heftigen Kolik kommt es, wenn ein Stein im Harnleiter eingeklemmt wird.

Die Therapie bleibt dem Fachmann vorbehalten und

besteht oft in operativer Entfernung oder der neuen Zertrümmerung der Nierensteine ohne Operation durch Schallwellen. Zum Teil können die Steine auch medikamentös aufgelöst oder auf natürlichem Weg ausgetrieben werden. Von Selbsthilfe ist dringend abzuraten, auch die begleitende Teebehandlung muß mit dem Fachmann abgesprochen werden. Wenn er nichts anderes verordnet, verwendet man dazu die weiter vorne beschriebenen entwässernden Tees.

Nach Beseitigung der Nierensteine sollte man durch reichliches Trinken (mindestens 2 l täglich, am besten Hagebuttentee und 2–3 Tassen Entwässerungstee täglich) dafür sorgen, daß sich keine neuen Nierensteine bilden. Je nach Zusammensetzung der Steine kann auch eine vom Therapeuten speziell verordnete Diät angezeigt sein.

Heiltees für Herz und Gefäße

Erkrankungen des Herz-Gefäß-Systems gehören zu den großen »Zivilisationsseuchen« unserer Zeit und stehen an 1. Stelle der Todesursachen. Sie erklären sich vorwiegend aus falscher Ernährung, Bewegungsmangel und zu viel schädlichem Streß; dadurch werden vor allem Arterienverkalkung und Bluthochdruck begünstigt, die wiederum die Voraussetzungen für Herzinfarkt und Schlaganfall schaffen.

Mit Heiltees allein lassen sich solche Krankheiten nicht vermeiden oder wirksam behandeln. Unverzichtbar ist eine frühzeitige Reform aller falschen Lebens- und Ernährungsgewohnheiten, um alle vermeidbaren Risikofaktoren auszuschalten. Erst dann können auch die Heiltees gut wirken. Dazu gehören die folgenden Maßnahmen:

- Gesunde Vollwertkost, die wenig Fett[*], aber viel Rohkost enthält und Übergewicht vermeidet;
- Verzicht auf das Gefäßgift Nikotin und allenfalls mäßiger Gebrauch von Alkohol, Kaffee, Süßigkeiten und anderen Genußmitteln;
- ausreichend körperliche Bewegung an der frischen Luft zur Kräftigung des Herzmuskels, Anregung der Durchblutung und Verbesserung der Sauerstoffversorgung;
- Vermeidung von übermäßigem geistig-seelischem Streß im Beruf und Privatleben, der Herz und Gefäßen erheblich schadet; dazu trägt vor allem das autogene Training viel bei;
- ausreichend Erholung und Schlaf, positives Denken und ein sinnvolles, erfülltes Leben, einige Grundvoraussetzungen für die Gesunderhaltung, die auch dem Herz-Gefäß-System zugute kommen.

Wenn diese wenigen einfachen Voraussetzungen geschaffen werden, bietet das bereits guten Schutz vor den Zivilisationskrankheiten des Herzens und der Blutgefäße. Dann können die Heiltees optimal wirken. Es ist nie zu spät, damit zu beginnen, denn selbst bestehende Erkrankungen lassen sich auf diese Weise noch zufriedenstellend behandeln. Noch besser ist es natürlich, wenn man diese Maßnahmen vorbeugend durchführt; dann können sie sogar ungünstige Erbanlagen ausgleichen.

---

[*] Über die Zusammenhänge zwischen Fetten und Herz-Gefäß-Krankheiten informiert das ECON-Taschenbuch ETB 20083 »Risikofaktor Cholesterin« von Gerhard Leibold.

Kreislaufanregende Tees

Bei den Kreislauf- und Durchblutungsstörungen unterscheidet man nach den Ursachen die folgenden beiden Formen:

- Funktionelle Störungen, die hauptsächlich durch Regulationsstörungen der Gefäßnerven entstehen, die wiederum mit seelischen Einflüssen in Beziehung stehen können; zum Teil erklären sie sich aber auch aus Nikotinmißbrauch oder hormonellen Faktoren; im allgemeinen bessern sie sich durch körperliche Bewegung.

- Organische Störungen durch verschiedene krankhafte Veränderungen, vor allem bei Arterienverkalkung, Entzündungen der Gefäße, Krampfadern, Thrombosen und Embolien; dabei ist typisch, daß sich die Symptome durch Bewegung verschlimmern.

Die sichere Unterscheidung zwischen diesen beiden Formen, nach der sich die Behandlung richtet, ist nur dem Fachmann möglich, denn sie führen zu ähnlichen Symptomen; funktionelle nervös-seelische Störungen rufen zum Teil sogar erheblich stärkere Symptome als die organischen Erkrankungen hervor. Zu den typischen Beschwerden gehören chronisch kalte, kribbelnde, einschlafende oder brennende Hände und/oder Füße, Schwindelanfälle bis zur Ohnmacht und nicht selten auch unterschiedlich starke Herzbeschwerden.

Auch wenn die Durchblutungsstörungen zum Teil nur unangenehm, aber nicht gefährlich sind, darf man sie nicht unbehandelt lassen. Im Lauf der Zeit können sich auch aus einfachen Beschwerden Herzanfälle, Infarkte, Schlaganfälle, Leber-, Nierenschäden und Störungen anderer innerer Organe entwickeln. Bei anhal-

tenden Symptomen sucht man deshalb bald den Therapeuten auf, bei starken Beschwerden ist zur Vermeidung von Komplikationen sofortige fachmännische Behandlung erforderlich. Selbstbehandlung durch
Heiltees, die als Hauptbestandteile Roßkastanie, Mistel,
Rosmarin und Weißdorn enthalten, eignet sich nur bei
offensichtlich leichten funktionellen Störungen. Bei
Krampfadern wird zusätzlich noch Ackerschachtelhalm
besonders empfohlen, dessen hoher Kieselsäuregehalt
die Bindegewebsschwäche als eine der wichtigsten Ursachen beeinflußt.

Rezept 1:
Je 3 Teile Mistel, Rosmarin und Roßkastanie, je 2 Teile
Melisse und Weißdorn.
1 Teelöffel der Mischung auf 1 Tasse kaltes Wasser geben, in 15 Minuten zum Kochen bringen und 5 Minuten am Sieden halten, abseihen und täglich 3–4 Tassen
einnehmen.

Rezept 2:
Je 4 Teile Ginster und Weißdorn, 3 Teile Roßkastanie, je 1
Teil Mistel, Ringelblume und Schafgarbe.
Zubereitung und Dosierung wie Rezept 1.
Dieser Tee eignet sich besonders gut, wenn die Kreis-
laufstörungen mit Herzschwäche in Zusammenhang
stehen.

Rezept 3:
Je 3 Teile Frauenmantel, Hopfen und Melisse, je 1 Teil Hir-
tentäschelkraut, Rosmarin und Weißdorn.
Zubereitung und Dosierung wie Rezept 1.
Der Tee wird bei Durchblutungsstörungen empfohlen,
bei denen hormonelle Einflüsse eine Rolle spielen.

Rezept 4:

Je 4 Teile Baldrian und Johanniskraut, je 3 Teile Rosmarin und Weißdorn, je 2 Teile Hopfen, Lavendel und Roßkastanie, je 1 Teil Ginseng und Mistel.
Zubereitung und Dosierung wie Rezept 1.

Rezept 5:

Je 4 Teile Ackerschachtelhalm, Rosmarin und Roßkastanie, je 2 Teile Ginster, Hamamelis, Hirtentäschelkraut, Schafgarbe, Taubnessel und Vogelknöterich.
Zubereitung und Dosierung wie Rezept 1.
Dieser Tee wird zur Vorbeugung und ergänzenden Behandlung von Krampfadern[*] angewendet, insbesondere bei den ersten Warnzeichen, wie müde, schwere Beine und Knöchelschwellungen am Abend.

Arteriosklerosetees

Die Arterienverkalkung gehört zu den häufigsten Zivilisationserkrankungen; kaum ein älterer Mensch ab 60 Jahren leidet heute nicht mehr oder minder stark darunter. In schweren Fällen drohen erhebliche Folgekrankheiten, vor allem Herzinfarkt und Schlaganfall. Aber auch wenn es nicht dazu kommt, vermindert die Arteriosklerose doch deutlich die Lebensqualität und verkürzt oft die Lebenserwartung. Deshalb sollte so früh wie möglich mit der Vorbeugung begonnen werden. Dazu sind die eingangs genannten Grundregeln zur gesunden Ernährung und Lebensweise unverzichtbar; ergänzt werden sie durch verschiedene Heiltees. Aber auch bei fortgeschrittener Arteriosklerose ist es für eine Behandlung nicht zu spät; die bestehenden

---

[*] Ausführliche Informationen dazu enthält das ECON-Taschenbuch ETB 20257 »Krampfadern und Hämorrhoiden vorbeugen und heilen« von Gerhard Leibold.

Gefäßschäden lassen sich zwar nicht mehr rückgängig machen, die Symptome können aber gelindert und vor allem Komplikationen vermieden werden.

Wie Arterienverkalkung entsteht, konnte noch nicht in allen Einzelheiten geklärt werden. Am Anfang stehen Arterienschäden verschiedener Ursachen, dann lagern sich Kalk und Cholesterin in den Arterienwänden ein, die Gefäße werden brüchig und verengen sich. Dadurch wird die Durchblutung der Gewebe und Organe vermindert, und es treten unterschiedlich schwere Symptome auf, abhängig davon, welche Arterien betroffen sind.

Als wichtige Warnzeichen treten chronisch kalte, weißliche oder bläuliche Hände und/oder Füße, Wadenschmerzen beim Gehen schon nach kurzer Strecke, anfallsweise Herzschmerzen, Schwindel, Kopfschmerzen, Verdauungs- und Nierenstörungen, bei stark verminderter Durchblutung des Gehirns abnorm rasche Ermüdbarkeit, Leistungsschwäche, Gedächtnis-, Konzentrationsstörungen, Depressionen und schlimmstenfalls schwere Persönlichkeitsveränderungen auf. Zu besonders schwerwiegenden Folgen kann auch die Arterienverkalkung der Beine führen, die manchmal (vor allem bei Rauchern) sogar eine Amputation erforderlich macht.

Rezept 1:
Je 2 Teile Ackerschachtelhalm und Weißdorn, je 1 Teil Arnika und Rosmarin; zusätzlich pro Tasse Saft von 1 frisch ausgepreßten Knoblauchzehe.
1 Teelöffel der Kräutermischung mit 1 Tasse kochendem Wasser überbrühen, 10 Minuten zugedeckt ziehen lassen, abseihen, den Knoblauchsaft hinzufügen und täglich 3–4 Tassen einnehmen.

Rezept 2:
3 Teile Ackerschachtelhalm, je 2 Teile Arnika, Mistel, Rosmarin und Weißdorn.
Zubereitung und Dosierung wie Rezept 1.

Rezept 3:
Je 3 Teile Ackerschachtelhalm, Bärlauch (ähnlich wirksam wie Knoblauch) und Mistel, je 2 Teile Ginseng, Rosmarin und Weißdorn, je 1 Teil Baldrian und Johanniskraut.
Zubereitung und Dosierung wie Rezept 1.
Man gebraucht diesen Tee vor allem bei Arterienverkalkung des Gehirns mit seelischen Störungen.

Rezept 4:
Je 4 Teile Mistel und Weißdorn, je 3 Teile Ackerschachtelhalm und Lindenblüten (es gibt Hinweise darauf, daß sie ebenfalls der Arteriosklerose entgegenwirken), je 1 Teil Bärlauch und Ginseng.
Zubereitung und Dosierung wie Rezept 1.
Dieser Tee eignet sich besonders gut bei Arterienverkalkung mit stärkeren Herzbeschwerden.

Ergänzt wird die Behandlung der Arterienverkalkung bei Bedarf durch herzstärkende, blutdrucksenkende und kreislaufanregende Heiltees.

Tees gegen Bluthochdruck

Hoher Blutdruck beginnt bei Werten über 150–155/ 90–95 mm/Hg, aber schon bei Meßwerten zwischen 140 und 150 mm/Hg (1. systolischer Wert) sollte man mit einer Behandlung beginnen, um jedes Risiko auszuschalten. Behandlungsbedürftig sind auch stark schwankende Blutdruckwerte, die manchmal im Normbereich, dann wieder weit darüber liegen, denn die ständigen Schwankungen belasten Herz und Arterien erheblich.

Zu den häufigsten Ursachen des Hochdrucks gehören seelisch-nervöse Einflüsse, wie Streß, Ärger, Aufregungen, Sorgen und Konflikte, Arterienverkalkung (die aber auch erst bei längerem Hochdruck entstehen kann), Nikotinmißbrauch und die übliche zu fette, reichliche und übermäßig gesalzene Ernährung. Ferner spielen oft Bewegungsmangel, hormonelle Veränderungen vor allem während der Pubertät und Wechseljahre, allergische Krankheiten, Nierenleiden, chronische Infektionsherde an Mandeln und Zahnwurzeln oder Vergiftungen durch Blei und andere Schwermetalle aus der Umwelt eine Rolle. Zum Teil lassen sich die Ursachen nicht sicher ermitteln.

Bluthochdruck gilt als wichtiger Risikofaktor für Arterienverkalkung, Infarkt und Schlaganfall und kann bei längerer Dauer auch die Nieren schwer schädigen. Deshalb müssen die Frühwarnzeichen beachtet werden; dazu gehören Kopfschmerzen, Schwindel und Kurzatmigkeit, die anfangs nur zeitweise, in fortgeschrittenen Fällen häufiger und stärker auftreten. Außerdem kommen bei längerer Dauer noch Ohrensausen, Gedächtnis-, Konzentrations- und Leistungsschwäche hinzu.

Die Behandlung wird vom Fachmann verordnet und muß notfalls lebenslang fortgeführt werden, wenn der Blutdruck nicht dauerhaft zu normalisieren ist. Die Grundbehandlung besteht in gesunder Ernährung (siehe Arterienverkalkung), weitgehendem Verzicht auf Kochsalz, Meiden von Nikotin, Abbau von Übergewicht und einer ausgeglichenen Lebensführung, die durch autogenes Training unterstützt werden kann. Zusätzlich eignen sich verschiedene Heilpflanzen, die den

Blutdruck senken, Herz und Gefäße vor Folgeschäden schützen und das Nervensystem harmonisieren. Anfangs müssen in schweren Fällen auch chemische Medikamente gebraucht werden, die man wegen ihrer möglichen Nebenwirkungen aber bald (wenn der Therapeut zustimmt) durch Heiltees und andere Naturheilmittel ersetzt. Auch die rezeptpflichtige Heilpflanze Rauwolfia sollte nicht länger als unbedingt nötig verabreicht werden.

Rezept 1:
Je 3 Teile Mistel und Weißdorn, je 2 Teile Bärlauch, Johanniskraut und Rosmarin, je 1 Teil Goldrute und Lavendel.
1 Teelöffel der Mischung auf 1 Tasse kaltes Wasser geben, in 15 Minuten zum Kochen bringen, 5 Minuten sieden lassen, abseihen und täglich 3–5 Tassen einnehmen.

Rezept 2:
Je 3 Teile Ackerschachtelhalm, Goldrute und Mistel, je 2 Teile Rosmarin und Weißdorn, je 1 Teil Birke, Löwenzahn und Pfefferminze.
Zubereitung und Dosierung wie Rezept 1.
Der Tee eignet sich am besten bei Bluthochdruck mit Beteiligung der Nieren.

Rezept 3:
Je 4 Teile Baldrian, Johanniskraut und Mistel, je 2 Teile Ackerschachtelhalm, Hopfen, Melisse, Rosmarin und Weißdorn.
Zubereitung und Dosierung wie Rezept 1.
Diese Mischung hilft gut bei seelisch-nervös verursachtem Hochdruck.

Tees gegen niedrigen Blutdruck

Im Gegensatz zum Hochdruck belastet zu niedriger Blutdruck Herz und Gefäße nicht. Weil dahinter aber auch eine behandlungsbedürftige Krankheit stehen kann, empfiehlt sich doch immer die fachmännische Untersuchung. In der Mehrzahl der Fälle erklärt sich der Unterdruck, der bei Werten unter 100 mm/Hg (1. systolischer Wert) beginnt, aus Veranlagung und/oder seelisch-nervösen Störungen. Im Einzelfall können chronische Ermüdung und Erschöpfung, Unterernährung, Blutarmut oder Hormonstörungen eine Rolle spielen, die gezielt vom Fachmann behandelt werden müssen.

Das Krankheitsbild ähnelt dem bei Hochdruck, hauptsächlich treten Kopfschmerzen, Schwindel und Leistungsschwäche, in schweren Fällen auch Neigung zur Ohnmacht auf. Typisch ist meist, daß die Beschwerden wegen der besseren Blutverteilung im Liegen deutlich nachlassen, sich beim Aufstehen aber wieder verschlimmern.

Selbstbehandlung genügt in allen Fällen, bei denen keine Krankheit als Ursache nachweisbar ist. Die Basistherapie besteht aus vollwertiger Ernährung, viel Bewegung an der frischen Luft und Kneippschen Wasseranwendungen; dadurch wird der Blutdruck bald verbessert. Außerdem eignen sich Heiltees, die ähnlich wie bei Bluthochdruck zusammengesetzt sind; das erscheint paradox, erklärt sich aber daraus, daß die Kräuter nicht direkt auf den Blutdruck wirken, sondern bei Hochdruck die Spannung der Arterienwände vermindern, bei Unterdruck erhöhen. Ohne die Grundbehandlung helfen die Heiltees allerdings nicht oft zufriedenstellend.

Rezept 1:
Je 3 Teile Arnika und Rosmarin, je 2 Teile Ginseng, Mistel und Weißdorn.
1 Teelöffel der Mischung auf 1 Tasse kaltes Wasser geben, in 15 Minuten zum Kochen bringen, 5 Minuten am Sieden halten, abseihen und täglich 3–4 Tassen einnehmen.

Rezept 2:
Je 3 Teile Mistel und Rosmarin, je 2 Teile Arnika, Ginster und Weißdorn.
Zubereitung und Dosierung wie Rezept 1.

Rezept 3:
Je 2 Teile Ginseng, Rosmarin und Weißdorn, je 1 Teil Blasentang, Liebstöckel, Melisse und Mistel.
Zubereitung und Dosierung wie Rezept 1.

Herztees

Die Behandlung von Herzkrankheiten durch Heiltees ist problematisch, weil es dabei oft auf die genaue Dosierung der Wirkstoffe ankommt. Deshalb zieht man oft die präzise dosierbaren fertigen Arzneimittel vor. Sie stehen zum Teil unter Rezeptpflicht, insbesondere der bei manchen Herzleiden unentbehrliche giftige Fingerhut (Digitalisglykoside), bleiben also der Verordnung durch den Arzt vorbehalten.
Bei leichteren Schwächezuständen des Herzmuskels, wie man sie vor allem bei alten Menschen (Altersherz) beobachtet, und bei seelisch-nervös verursachten Herzbeschwerden leisten aber die Heiltees gute Dienste. Eine fachmännische Untersuchung ist aber immer erforderlich, denn allein an den Symptomen kann man

organische und seelisch-nervöse Herzstörungen nicht unterscheiden; letztere rufen unter Umständen sogar wesentlich stärkere Beschwerden als ernste organische Herzkrankheiten hervor.

Das Herz reagiert bei vielen Menschen sehr sensibel auf seelisch-nervöse Belastungen. Dabei kommt es vor allem zu Druck-, Enge- und Hitzegefühl in der Herzgegend mit spürbarem Herzklopfen, der Herzschlag wird unregelmäßig, anfallsweise oder dauernd beschleunigt, Atemnot und Schwindel können hinzutreten. Außerdem bestehen meist noch Zeichen allgemeiner Nervosität, wie Unruhe, Gereiztheit, Erregung, Schlafstörungen, nervöses Schwitzen, Zittern und Zuckungen. Obwohl es sich »nur« um nervöse Symptome handelt, darf man sie nie auf die leichte Schulter nehmen. Im Lauf der Zeit entwickeln sich aus den ständigen Fehlfunktionen nicht selten doch noch organische Herzkrankheiten.

Wenn die Untersuchung eine organische Herzkrankheit ausgeschlossen hat, und der Fachmann nichts anderes verordnet, behandelt man die seelisch-nervösen Funktionsstörungen des Herzens durch Heiltees, die neben den herzwirksamen Kräutern Herzgespann und Weißdorn noch allgemein beruhigende, ausgleichende und nervenstärkende Bestandteile enthalten. Zur Allgemeinbehandlung empfiehlt sich zusätzlich ausreichend Bewegung an der frischen Luft, ergänzt durch Kneippsche Kaltwasseranwendungen, Atemübungen und autogenes Training. Chemische Beruhigungsmittel (Psychopharmaka) sind meist entbehrlich, allenfalls dürfen sie bei schweren Herzstörungen einleitend einmal zur raschen Unterdrückung der Symptome verabreicht werden. So bald wie möglich stellt man die Behandlung aber unter fachmännischer Verlaufskontrolle auf pflanzliche und andere Naturheilmittel um.

Rezept 1:

Je 3 Teile Baldrian, Herzgespann und Lavendel, je 1 Teil Ginster, Hopfen und Weißdorn.

1 Teelöffel der Mischung mit 1 Tasse kochendem Wasser überbrühen, 10 Minuten ziehen lassen, abseihen und täglich 3 Tassen einnehmen; bei anfallsweisen Herzbeschwerden nimmt man in kurzen Abständen hintereinander 2 Tassen ein.

Rezept 2:

Je 4 Teile Baldrian, Herzgespann, Melisse und Weißdorn, je 2 Teile Ginseng, Ginster und Lavendel, je 1 Teil Fenchel und Schafgarbe.

Zubereitung und Dosierung wie Rezept 1.

Der Tee empfiehlt sich besonders bei stärkeren Störungen des vegetativen Nervensystems.

Rezept 3:

Je 3 Teile Ackerschachtelhalm, Baldrian und Herzgespann, je 2 Teile Melisse, Mistel und Weißdorn.

Zubereitung und Dosierung wie Rezept 1.

Diese Mischung bewährt sich gut, wenn gleichzeitig Bluthochdruck besteht.

Rezept 4:

Je 4 Teile Herzgespann und Rosmarin, je 3 Teile Ginseng, Ginster und Weißdorn, je 1 Teil Lavendel, Melisse und Mistel.

Zubereitung und Dosierung wie Rezept 1.

Den Tee verwendet man, wenn die Herzbeschwerden von niedrigem Blutdruck begleitet werden.

Rezept 5:
Je 3 Teile Gänsefingerkraut und Herzgespann, je 2 Teile Hopfen, Melisse und Weißdorn.
Zubereitung und Dosierung wie Rezept 1.
Bei krampfartigen Herzbeschwerden empfiehlt sich dieser Tee.

Rezept 6:
Je 2 Teile Baldrian, Herzgespann, Johanniskraut und Melisse, je 1 Teil Basilikum, Hopfen und Weißdorn.
Zubereitung und Dosierung wie Rezept 1.
Dieser Tee bewährt sich bei funktionellen Herzstörungen als Folge stärkerer seelischer Einflüsse, insbesondere bei Angstzuständen und Depressionen.

Organische *Herzschwäche* tritt häufig chronisch als Alterserscheinung auf. Akut entsteht sie im Verlauf anderer Herzkrankheiten, zum Beispiel bei Herzmuskelentzündungen. Sie kann nur eine Hälfte des Herzmuskels betreffen und verläuft unterschiedlich schwer, bei langer Dauer endet sie nicht selten tödlich.
Warnzeichen der Herzschwäche sind Schwellungen der Knöchel vor allem abends, blaue Lippen, Kurzatmigkeit, beschleunigter Herzschlag schon bei leichteren körperlichen Anstrengungen, der in Ruhe nur langsam zur Norm zurückkehrt, und oft nächtlicher Harndrang, aber verminderte Urinausscheidung am Tag. Abhängig davon, ob die rechte, linke oder beide Herzhälften geschwächt sind, treten noch typische weitere Symptome auf. Linksherzschwäche führt zu Blutstauungen in den Lungen mit Reizhusten, Bronchitis und Herzasthma, Rechtsherzschwäche erzeugt Blutstauungen im Körperkreislauf mit Wassersucht und Schwellungen vor allem der Leber, Milz und Nieren. Bei Schwächung des ge-

samten Herzmuskels treten die Symptome der Rechts- und Linksherzschwäche gemeinsam auf. Schließlich gibt es noch einige unklare Allgemeinsymptome, vor allem Kopfschmerzen, Ohrensausen, Verdauungsstörungen, Schlafstörungen und nächtliches Schwitzen. Schmerzen am Herzen verursacht die Herzschwäche aber kaum.

Das Herz kann die Folgen der Schwäche einige Zeit ausgleichen. Dabei helfen pflanzliche Heilmittel gut, insbesondere der Weißdorn. Er genügt aber nur in leichteren bis mittelschweren Fällen, vor allem bei Altersherzschwäche. Stärkere Herzmuskelschwäche erfordert oft rezeptpflichtige Arzneimittel mit den isolierten Hauptwirkstoffen (Glykosiden) des Fingerhuts (Digitalis). Daneben sollte aber trotzdem Weißdorn verabreicht werden, weil er die Wirksamkeit und Verträglichkeit des Fingerhuts verbessert. Die Therapie muß immer vom Fachmann verordnet und überwacht werden, das gilt auch für die ergänzende Behandlung durch Heiltees.

Rezept 1:
Je 3 Teile Weißdornblätter und -früchte, je 2 Teile Adoniskraut und Mistel, je 1 Teil Goldrute und Melisse.
2 Teelöffel der Mischung mit 1 Tasse kochendem Wasser überbrühen, 10 Minuten zugedeckt ziehen lassen, abseihen und täglich 3–4 Tassen mit Honig gesüßt einnehmen.

Rezept 2:
Je 3 Teile Birke, Goldrute und Weißdornblätter, je 1 Teil Ackerschachtelhalm, Hauhechel, Maiglöckchen und Mistel.
Zubereitung und Dosierung wie Rezept 1.

Der Tee hilft bei Herzschwäche mit Knöchelschwellungen am Abend.

Rezept 3:
Je 4 Teile Ginster, Rosmarin und Weißdornblätter, je 3 Teile Ginseng und Goldrute, je 2 Teile Herzgespann, Mistel und Schafgarbe.
Zubereitung und Dosierung wie Rezept 1.
Diese Mischung kommt bei Herzschwäche mit niedrigem Blutdruck in Frage.

Heiltees gegen rheumatische Erkrankungen

Erkrankungen des rheumatischen Formenkreises, von denen wir über 100 (manche Fachleute meinen sogar 400) verschiedene kennen, sind weit verbreitet. Sie betreffen keineswegs nur ältere Menschen, sondern können auch bei Jüngeren auftreten, ja sogar schon Kinder befallen.
Die Behandlung solcher Krankheiten erweist sich oft als schwierig, denn die Schulmedizin setzt hauptsächlich chemische Medikamente mit schmerz- und entzündungslindernder Wirkung ein. Sie unterdrücken lediglich die Symptome, können die Ursachen aber nicht dauerhaft heilen. Wegen ihrer erheblichen, manchmal tödlichen Nebenwirkungen geraten sie in letzter Zeit immer häufiger ins Kreuzfeuer der Kritik, einige mußten sogar auf Anordnung des Bundesgesundheitsamtes vom Markt genommen werden.
Trotz aller Vorbehalte gegen die chemischen Rheumamittel kann man aber nicht immer ganz darauf verzichten. Bei starken Schmerzen des Stütz- und Bewe-

gungsapparats müssen sie einleitend schon verabreicht werden. Ihre Risiken lassen sich dann rechtfertigen, weil man dem Patienten dadurch unnötiges Leiden erspart. In vielen Fällen muß aber nicht mit solchen »Kanonen auf Spatzen geschossen« werden, sondern es genügen einfache, unschädliche Naturheilverfahren. Sie lindern die Schmerzen zwar oft nicht so rasch wie ein starkes chemisches Medikament, beseitigen bei ausreichend langer Anwendung aber auch die Rheumaursachen und beugen Rückfällen vor. Bei fortgeschrittenen rheumatischen Erkrankungen gelingt das allerdings oft nicht mehr vollständig, aber zumindest eine deutliche bleibende Besserung läßt sich fast immer erzielen.

Im Prinzip unterscheidet man die folgenden 3 Hauptformen rheumatischer Krankheiten:

- *Muskel-Weichteil-*(Extraartikulär-)*rheuma*, meist kein »echter« Rheumatismus, sondern die Folge von Überanstrengungen, Reizungen, Kälte, Nässe oder Zugluft; symptomatisch sind Schmerzen und Einschränkungen der Beweglichkeit; hauptsächlich betrifft diese Form die Muskeln, Sehnen, Sehnenscheiden und Schleimbeutel, manchmal aber auch die Nerven oder das Rippenfell.

- *Akuter Gelenkrheumatismus* (»rheumatisches Fieber«) mit plötzlich auftretenden starken Schmerzen an mehreren Gelenken, die im Verlauf der Krankheit durch den Körper wandern und von hohem Fieber begleitet werden; meist tritt diese Rheumaform als Komplikation anderer Infektionskrankheiten auf, vor allem nach Ansteckung mit Streptokokkenbakterien (zum Beispiel bei Mandelentzündungen oder Scharlach), aber auch die Streuung von Krankheitserregern aus symptomarmen chronischen Krankheitsherden an den Zahnwurzeln oder Mandeln kann dazu führen;

als Folge drohen häufig Herz- und Nierenschäden, die bei verschleppter Krankheit schwere Dauerstörungen dieser Organe hinterlassen oder tödlich enden.

- *Chronischer Gelenkrheumatismus,* der zwar manchmal akut mit Fieber beginnt, aber trotzdem immer chronisch verläuft; symptomatisch sind allmählich zunehmende Schmerzen, Schwellungen und Versteifungen, die vor allem an den kleinen Gelenken auftreten und sie bis zur Gebrauchsunfähigkeit verkrümmen und zerstören können; die Ursachen dieser Erkrankung sind noch nicht genau bekannt, man geht davon aus, daß neben chronischen Infektionsherden, Stoffwechselstörungen und Ablagerung von Schlacken in den Geweben auch noch Autoimmunvorgänge eine Rolle spielen, bei denen der Körper Abwehrstoffe gegen sein eigenes Gewebe bildet.

Zu den Erkrankungen des rheumatischen Formenkreises gehört außerdem die *Gicht,* die durch eine (meist) erhebliche Störung des Harnsäurestoffwechsels entsteht. Die Erbanlagen wirken sich aber im allgemeinen erst dann aus, wenn falsche Ernährung mit zu viel Kalorien, Fleisch, Alkohol, Kaffee und anderen ungesunden Nahrungsmitteln hinzukommt, die zur vermehrten Bildung oder verminderten Ausscheidung von Harnsäure beitragen.

Die Gicht betrifft übergewichtige Männer und beginnt aus scheinbar voller Gesundheit bald nach dem 30. Lebensjahr. Der heftige Schmerzanfall tritt bevorzugt nachts und meist an einer großen Zehe auf; die schwillt an und rötet sich, manchmal entwickelt sich auch Fieber. Der Anfall kann bald vorübergehen, kehrt aber ohne Behandlung immer wieder zurück. Im Lauf der Zeit erfaßt die Krankheit dann auch andere Gelenke, die bis zur Gebrauchsunfähigkeit verkrümmt werden können. Später lagert sich die Harnsäure oft zusätzlich im Knorpel (vor allem an der Ohrmuschel) und in der Haut ab, was zu erbsengroßen Gichtknoten und Hautgeschwüren führt. In den Nieren können sich Harnsäuresteine entwickeln; wenn der Darm betroffen wird, kommt es zu heftigen Koliken.

Schließlich rechnet man auch noch die *chronische Gelenkabnutzung* (Arthrose) zu den verbreiteten Erkrankungen des rheumatischen Formenkreises. Sie betrifft hauptsächlich ältere Menschen und entsteht vor allem durch vorzeitigen Verschleiß des Gelenkknorpels, der zum Beispiel bei Gelenkentzündungen und -verletzungen, dauernden Fehlbelastungen (O-, X-Beine) oder durch chronische Überbeanspruchung (Übergewicht, übertriebener Sport, einseitige berufliche Beanspruchung) eintritt. Die Gelenkschäden können nicht mehr rückgängig gemacht werden, deshalb kommt der Vorbeugung und Frühbehandlung große Bedeutung zu. Abnutzungserscheinungen an den Gelenken beginnen mit leichten Schmerzen und Schwellungen, die vor allem nach längerer Ruhe auftreten und durch Bewegung bald wieder gemildert werden. Im weiteren Verlauf der Krankheit nehmen die Beschwerden zu, schließlich kann es zu erheblichen Einschränkungen der Beweglichkeit kommen.

Im Gegensatz zur schulmedizinischen Behandlung versucht die Naturheilkunde, nicht allein die Symptome zu lindern, sondern die Krankheitsursachen vollständig auszuschalten. Dazu ist eine gründliche Entgiftung durch entschlackende Heiltees erforderlich. Sie enthalten meist auch schmerz- und entzündungslindernde Heilkräuter, die aber in schweren Fällen nicht ausreichend wirken. Ergänzt wird die Behandlung durch Naturheilverfahren zur Regeneration der Gelenke, die ihre Funktionsfähigkeit so gut wie möglich wieder herstellen. Diese Therapiemaßnahmen führt der Fachmann durch, der – außer bei einfachem, rasch vorübergehenden Muskelrheuma – alle rheumatischen Krankheiten behandeln muß.

Abgerundet wird die innere Therapie oft durch lokale Maßnahmen, zum Beispiel Wickel mit Kräutertee oder pflanzliche Salben, Gels und Einreibungen. Sie können in einfachen Fällen auch zur alleinigen Behandlung der Schmerzen und Schwellungen ausreichen.

Entgiftende Tees zum innerlichen Gebrauch

Bei allen rheumatischen Erkrankungen empfiehlt sich eine streng fleischlose, rohkostreiche Diät. Klinische Untersuchungen, die mit schwer Rheumakranken durchgeführt wurden, ergaben allein dadurch zum Teil noch überragende Behandlungsergebnisse. Sie werden durch entgiftende, entzündungshemmende und schmerzlindernde Heiltees noch verbessert, die hauptsächlich Brennessel, Löwenzahn und Weidenrinde enthalten. Bei Gelenkabnutzung bewährt sich außerdem Wacholder, weil man dadurch den Stoffwechsel der kranken Gelenke wieder verbessern kann. Gegen Gicht werden die entgiftenden Heilpflanzen besonders hoch dosiert, um die Ausschwemmung der in den Gelenken und Geweben abgelagerten Harnsäure zu verstärken.

Die Teebehandlung sollte mit dem Fachmann besprochen werden. Bei Bedarf verordnet er zusätzlich die notwendigen Arzneimittel. Vor allem beim Verdacht auf akutes rheumatisches Fieber muß er wegen der drohenden Herz-Nieren-Komplikationen so rasch wie möglich zugezogen werden.

Rezept 1:

Je 4 Teile Brennessel und Weidenrinde, je 2 Teile Birke, Bohnenschale, Löwenzahn und Mädesüß, je 1 Teil Ackerschachtelhalm und Goldrute.

1 Teelöffel der Kräutermischung mit 1 Tasse kochendem Wasser überbrühen, 10 Minuten zugedeckt ziehen lassen, abseihen und täglich 3–4 Tassen ungesüßt einnehmen.

Rezept 2:

Je 3 Teile Birke und Weidenrinde, je 2 Teile Hagebutte, Hauhechel, Löwenzahn und Pfefferminze, je 1 Teil Petersilienwurzel und Sassafrasholz (Apotheke).

1 Teelöffel der Mischung mit 1 Tasse kaltem Wasser ansetzen, in 15 Minuten zum Kochen bringen, 10 Minuten am Sieden halten, abseihen und täglich 3 Tassen ungesüßt einnehmen.

Rezept 3:

Je 4 Teile Brennessel, Erdrauch, Goldrute, Hauhechel und Löwenzahn, je 2 Teile Bibernelle, Birke, Hagebutte, Mädesüß, Sarsaparillwurzel (Apotheke) und Schafgarbe, je 1 Teil Petersilie, Süßholzwurzel und Wermut.

Zubereitung und Dosierung wie Rezept 2.

Dieser Tee wird besonders bei Gicht empfohlen.

Rezept 4:

Je 4 Teile Brennessel, Sassafrasholz (Apotheke) und Wacholderbeeren (nicht bei Nierenleiden), je 2 Teile Birke, Erdrauch, Sarsaparillwurzel (Apotheke) und Süßholzwurzel, je 1 Teil Mädesüß und Weidenrinde.

Zubereitung und Dosierung wie Rezept 2.

Der Tee eignet sich gut bei Gelenkabnutzung.

Rezept 5:
5 Teile Teufelskralle, je 3 Teile Birke, Brennessel, Löwen-
zahn und Wacholderbeeren (nie bei Nierenleiden), je 1
Teil Hauhechel und Weidenrinde.
Zubereitung und Dosierung wie Rezept 2.
Eine bewährte Mischung bei Gelenkabnutzung und
chronischem Gelenkrheuma.

Rezept 6:
Je 3 Teile Bibernelle, Birke, Brennessel, Schafgarbe und
Weidenrinde.
Zubereitung und Dosierung wie Rezept 2.
Diese Teemischung hilft gut bei Kreuz–Rücken–Schmer-
zen.

Zum Teil wirken die Heilpflanzen besser, wenn sie in
Form fertiger Arzneimittel mit gleichbleibendem Wirk-
stoffgehalt verwendet werden. Der Therapeut kann einzelne Heilpflanzenzubereitungen auch einspritzen, um
eine stärkere und schnellere Wirkung zu erzielen.
Die Weidenrinde enthält schmerzlindernde Salizylsäu-
revorstufen, die im Körper in die wirksame Substanz
umgewandelt werden; in chemisch abgewandelter
Form als Acetylsalizylsäure sind sie auch in vielen
Schmerztabletten (wie Aspirin, Togal) enthalten.
Aber wie die chemischen Arzneimittel kann auch die
Weidenrinde zu unerwünschten Nebenwirkungen führen, vor allem zu Reizungen des Magen-Darm-Trakts.
Empfindliche Menschen sollten deshalb stets ihren
Therapeuten fragen, ob sie anstelle der Weidenrinde
ein anderes, besser verträgliches Schmerzmittel einneh-
men können (zum Beispiel homöopathische Wirkstof-
fe).

Tees zur äußerlichen Anwendung

Wickel und Packungen mit Heilpflanzen eignen sich bei rheumatischen Erkrankungen gut, um die innere Therapie zu ergänzen; in leichteren Fällen reichen sie oft sogar zur alleinigen Behandlung aus. Hauptsächlich gebraucht man dazu Kräuter mit durchblutungsfördernder Wirkung, wie Arnika, Lavendel und Rosmarin, bei Nervenschmerzen auch Melisse. Sie können in der üblichen Weise als Tee aus getrockneten Kräutern zubereitet werden, zum Teil setzt man aber auch fertige Öle und Tinkturen dem heißen Wasser zu.

Für *Wickel*, die um erkrankte Gelenke gelegt werden, benötigt man 3 Tücher:

- inneres Leintuch, das, in den Tee getaucht, leicht ausgewrungen und 2mal um das Gelenk herumgewickelt wird;
- mittleres, trockenes Leintuch, das etwas größer als das innere Tuch sein soll und in gleicher Weise angelegt wird;
- äußeres, noch etwas größeres Wolltuch, das um die beiden Leintücher gewickelt wird.

Die Anwendung dauert ungefähr 1 ½–2 Stunden und kann bis zu 4mal täglich durchgeführt werden. Sie lindert Schmerzen und Entzündungen, regt die Durchblutung an und fördert die Ausscheidung von Giftstoffen über die Haut.

Packungen (Auflagen) unterscheiden sich vom Wickel dadurch, daß man das innere Tuch nicht ganz um das Gelenk herumwickelt, sondern mehrfach gefaltet nur auf die schmerzende, geschwollene Körperzone auflegt; die beiden trockenen Tücher werden dann wie beim Wickel ganz um das Gelenk herumgeführt. Die Wirkung der Packung, die zum Teil auch mit Pflanzenbrei durchgeführt wird, kann wegen der nicht so großen Behandlungsfläche etwas schwächer als beim Wickel ausfallen.

Neuerdings besinnt man sich auch wieder auf die alte Erfahrung, daß bei Entzündungen nicht nur Wärme, sondern auch Kälte wirken kann. Wenn der Therapeut zustimmt, verwendet man anstelle des warmen Tees versuchsweise einmal kalten. Verstärken kann man die Wirkung noch durch Auflage eines Kältekissens (Apotheke), das anstelle des sonst üblichen äußeren Wolltuchs auf das mittlere Leintuch gelegt wird. Allerdings vertragen nicht alle Menschen die Kälte gut, man muß deshalb aus eigener Erfahrung lernen und danach die Behandlung durchführen, die am besten hilft.

Rezept 1:
Je 2 Teile Arnika und Rosmarin, je 1 Teil Lavendel und Melisse.
2 Eßlöffel der Mischung auf 1/2 l kochendes Wasser geben, 15 Minuten zugedeckt ziehen lassen, abseihen, das Wickeltuch gut darin anfeuchten und so warm wie verträglich auflegen; bei kalter Anwendung läßt man den Tee vor Gebrauch vollständig abkühlen.

Rezept 2:
3 Teile Rosmarin, 2 Teile Lavendel
Zubereitung wie Rezept 1; vor dem Anfeuchten des Wickeltuchs im Tee gibt man noch je 10–15 Tropfen Arnikatinktur und Eukalyptusöl dazu, um die Wirkung zu verbessern.

Rezept 3:
4 Teile Heublumen, je 2 Teile Lavendel und Rosmarin.
Zubereitung wie Rezept 1; vor dem Anfeuchten des Wickeltuchs im Tee gibt man noch je 10 Tropfen Eukalyptus- und Latschenkieferöl hinzu, um die Wirkung zu verstärken.
Dieser Tee hilft bei Gelenkabnutzung besonders gut.

Rezept 4:
Je 3 Teile Lavendel und Pfefferminze, je 1 Teil Rosmarin und Weidenrinde.
Zubereitung wie Rezept 1; vor dem Anfeuchten des Wickeltuchs im Tee fügt man noch 25 Tropfen Melissenspiritus und 10 Tropfen Latschenkieferöl zu.
Man wendet diesen Tee vor allem gegen rheumatische Nervenschmerzen an.

Rezept 5:
Hier wird kein Tee, sondern eine Kräuterpackung (Sack) zum Auflegen wie folgt zubereitet:
5 Teile Heublumen, je 2 Teile Beinwell und Lavendel, je 1 Teil Arnika, Wacholder und Weidenrinde; die Kräuter in einen Leinensack passender Größe füllen (er soll zu 2/3 gefüllt sein), den man zubindet und in einem Topf mit kochendem Wasser 15–20 Minuten siedet; dann wird er aus dem Wasser genommen, nach dem Abkühlen auf etwa 40 °C so ausgepreßt, daß er nicht mehr tropft, und auf die kranke Körperpartie gelegt; darüber wickelt man das trockene Leintuch und das äußere Wolltuch.
Dieser Sack, der 2- bis 4mal täglich für 1 1/2 Stunden angewendet werden soll, hilft bei Weichteil- und Gelenkrheuma gut.

Einfacher anzuwenden sind Gels, Salben und Einreibungen in fertiger Zubereitung. Sie enthalten ebenfalls vorwiegend die oben genannten Heilpflanzen, zusätzlich oft noch Nikotinsäure zur besseren Durchblutung und schmerzlindernde Salizylsäure oder Acetylsalizylsäure. Sie werden nach Gebrauchsanweisung mehrmals täglich verwendet. Besonders gut wirkt oft die Einreibung mit dem japanischen Pfefferminzöl, das auch bei uns in der Apotheke erhältlich ist.

Die äußere Rheumatherapie kann durch Bestrahlungen, Massagen und nach Besserung der akuten Beschwerden bei Bedarf durch Krankengymnastik ergänzt werden. Alle diese Maßnahmen verordnet der Therapeut. Wenn anders keine Hilfe mehr möglich ist, wird zuweilen auch eine Operation erforderlich. Bei frühzeitiger ganzheitlicher Behandlung durch Naturheilverfahren wird es aber meist nicht so weit kommen.

Heiltees für die Haut

Die Haut ist kein bloßer »Sack«, der das Körperinnere gegen die Umgebung abgrenzt, sondern das größte Organ des Körpers, das viele Funktionen erfüllt und eng mit anderen Organen zusammenarbeitet. Hautkrankheiten können deshalb auch als Folge anderer Erkrankungen entstehen oder andere Körperfunktionen in Mitleidenschaft ziehen und dürfen deshalb nicht auf die leichte Schulter genommen werden. Das gilt vor allem für chronische oder häufig wiederkehrende Ausschläge und Entzündungen der Haut, die nicht selten auf innere Ursachen hinweisen. Unter anderem erklären sie sich aus chronischer Darmträgheit, Störungen der nützlichen Darmkeimbesiedlung (Darmflora), anderen Verdauungs- und vor allem Leberstörungen, hormonellen Veränderungen (insbesondere bei Pubertätsakne), immer häufiger auch als Reaktion auf Gift- und Schadstoffe der Umwelt, die zu allergischen Ausschlägen und Ekzemen oder Eiterungen als Ausdruck der Giftausscheidung führen können.

Wegen der Wechselwirkungen zwischen Haut und übrigem Körper sollten stärkere, häufigere oder chronisch verlaufende Hautleiden vom Fachmann gezielt behandelt werden. Das empfiehlt sich auch deshalb, weil bei unsachgemäßer Behandlung entstellende, seelisch belastende Narben zurückbleiben können. Es ist meist nicht damit getan, die Hautkrankheit nur von außen her zu behandeln, stets sollte auch eine gründliche entgiftende Therapie von innen her erfolgen. Bei Bedarf muß zusätzlich die Darmträgheit auf natürliche Weise beseitigt, die Darmflora saniert, die Leber angeregt oder eine andere Krankheitsursache nach fachmännischer Anweisung geheilt werden.

Einige häufige Hautleiden, die auf die kombinierte innerliche und äußere Behandlung mit Heiltees gut ansprechen, wollen wir jetzt vorstellen.

Akne:

Sie entsteht durch hormonelle und Stoffwechselveränderungen während der Pubertät und führt zur Talgverhärtung (Mitesser), Entzündung und Eiterung vor allem im Gesicht, auf der Brust und am Rücken. Die seelisch belastende Erkrankung heilt zwar immer aus, kann aber bis über das 30. Lebensjahr hinaus andauern und bei unsachgemäßer Behandlung entstellende Narben hinterlassen.

Unabhängig von der Pubertät kommt es durch Brom,

Jod, Staub und Teer (Einflüsse am Arbeitsplatz, Arznei- mittel), aber auch durch Streß zu akneartigen Hauter- scheinungen, die am ganzen Körper auftreten können. Die Grundbehandlung besteht in rohkostreicher, fett- armer Ernährung mit ausreichenden Ballaststoffen (Leinsamen, Weizenkleie) für regelmäßige Darmentlee- rung. Darüber hinaus wendet man innerlich entgiften- de Heiltees und äußerlich Waschungen und Dämpfe mit Kräutern an. Genügt das nicht, muß der Therapeut die notwendige Behandlung verordnen. Dazu gehören insbesondere Salben mit Salizylsäure und Schwefel, bei stärkeren Eiterungen auch einmal Antibiotika.

Ausschlag:
Ausschläge entstehen häufig durch allergische Reaktio- nen der Haut auf Reize, die von außen einwirken oder von der Nahrung ausgehen. Dann kommt es meist zu Bläschen mit wäßrigem Inhalt, die meist heftig jucken; sie können vereinzelt, in kleinen Gruppen oder über den ganzen Körper verteilt auftreten und verschwin- den meist bald wieder, kehren aber bei jedem neuen Reiz zurück.
Ausschläge können aber auch durch Infektionen (wie Masern, Röteln, Scharlach) entstehen. Dann kommt es zur entzündlichen Rötung, teils mit Schuppung und Ei- terblasen. Schließlich treten brennende und schmer- zende Rötungen der Haut auch bei chemischen Rei- zungen der Haut (zum Beispiel am Arbeitsplatz) auf. Die Behandlung entspricht grundsätzlich der bei Akne, zusätzlich müssen alle hautschädigenden Reize vermie- den und Allergien gezielt beseitigt oder wenigstens ab- geschwächt werden. Bei Infektionskrankheiten kann der Arzt bei Bedarf auch vorübergehend einmal Anti- biotika verordnen.

Ekzem:

Die »Juckflechte« beginnt mit brennender Rötung der Haut, später treten Bläschen, Krusten und Schuppen, als Endzustand Flecken mit warziger Verdickung, übermäßiger Verhornung, blauroten oder weißlichbraunen, juckenden Flecken auf. Meist entstehen sie durch allergische Reaktionen, zum Teil aber auch durch Hautpilzinfektionen und andere, nicht immer sicher nachweisbare Faktoren.

Auch Ekzeme und Flechten erfordern fachmännische Behandlung, die durch rohkostreiche, fleischfreie Diät, entschlackende Tees und Waschungen mit Heiltees ergänzt wird. Besonders wichtig ist die seifenfreie Hautreinigung, weil Seifen das Ekzem erheblich verschlimmern können. Allergische Faktoren müssen möglichst beseitigt oder abgeschwächt werden, gegen Pilzinfektionen verwendet man oft chemische Arzneimittel nach Verordnung.

Furunkel und andere Hauteiterungen:

Eiterungen der Haut mit Schwellungen, Rötungen und sichtbaren gelblichen Eiterpunkten entstehen durch bakterielle Infektion. Begünstigt wird sie oft durch Stoffwechselstörungen (vor allem Zuckerkrankheit), übertriebene Reinlichkeit oder von außen einwirkende Schadstoffe, wie Öl und Teer.

Größere, stärker schmerzende, hartnäckige oder häufiger wiederkehrende Eiterungen müssen fachmännisch (zum Teil durch Antibiotika) behandelt werden. Ergänzend empfiehlt sich die bei Akne beschriebene Grundbehandlung durch Diät und entgiftende Heiltees, äußerlich wendet man Waschungen mit Tee an.

Sinngemäß lassen sich die Therapieempfehlungen zu den oben beschriebenen Hautkrankheiten auch bei allen anderen krankhaften Hauterscheinungen anwenden. Der Therapeut wird zusätzlich die im Einzelfall erforderlichen anderen Arzneimittel verordnen.

Blutreinigungstees zur inneren Grundbehandlung

Hautkrankheiten werden von der Naturheilkunde als im Grunde nützliche Ausscheidungsvorgänge verstanden, die nicht massiv unterdrückt werden dürfen, weil sonst zwar das Hautleiden verschwindet, aber oft an anderen Organen andere Krankheiten auftreten. Das Ziel der inneren Behandlung besteht darin, die Ausscheidung zu fördern, um so die Krankheitsursachen zu beseitigen. Volkstümlich bezeichnet man das als »Blutreinigung«. Dazu gibt es entgiftende Heilkräuter (ähnlich wie bei Rheuma), die kurmäßig über längere Zeit verabreicht werden müssen. Sie setzen aber voll funktionsfähige Nieren voraus und sollten deshalb mit dem Therapeuten besprochen werden.

Daneben gehört zur Grundbehandlung die rohkostreiche, möglichst fleischfreie Diät wie bei Akne.

Rezept 1:
Je 4 Teile Brennessel und Löwenzahn, je 3 Teile Erdrauch, Hauhechel und Veilchen, je 2 Teile Schlüsselblume und Stiefmütterchen, je 1 Teil Petersilienwurzel und Schafgarbe.
1 Teelöffel der Mischung mit 1 Tasse kaltem Wasser ansetzen, in 15 Minuten zum Kochen bringen, 5 Minuten sieden lassen, abseihen und täglich 3–4 Tassen einnehmen.

Rezept 2:
Je 3 Teile Brennessel, Birke, Goldrute und Hauhechel, je 1 Teil Löwenzahn und Veilchen.

Zubereitung und Dosierung wie Rezept 1.

Rezept 3:
Je 4 Teile Brennessel, Löwenzahn und Mariendistel, je 3
Teile Erdrauch, Wacholder (nicht bei Nierenleiden) und
Wermut, je 2 Teile Ackerschachtelhalm, Petersilienwurzel,
Pfefferminze und Schafgarbe.
Zubereitung und Dosierung wie Rezept 1.
Der Tee empfiehlt sich vor allem bei Hautleiden, die
mit Leber- und anderen Verdauungsstörungen in Zu-
sammenhang stehen.

Rezept 4:
Je 3 Teile Brennessel, Hauhechel, Löwenzahn, Stiefmütter-
chen und Veilchen.
Zubereitung und Dosierung wie Rezept 1.
Diese Mischung eignet sich besonders bei Akne und
anderen Hautentzündungen.

Rezept 5:
5 Teile Veilchen, je 3 Teile Brennessel und Stiefmütter-
chen, je 1 Teil Ackerschachtelhalm, Goldrute, Kamille,
Malve und Thymian.
Zubereitung und Dosierung wie Rezept 1.
Dieser Heiltee ergänzt die Behandlung von Ekzemen
und anderen allergischen Hautkrankheiten.

Äußerlich anzuwendende Tees

Die ergänzende äußere Behandlung von Hautleiden
soll die Entzündungen eindämmen, Juckreiz und
Schmerzen stillen, die Hautdurchblutung fördern und
die Hautfunktionen anregen. Als Hauptmittel gelten
Ackerschachtelhalm und Kamille, ergänzt durch ver-

schiedene andere Kräuter je nach Krankheitsbild. Sie können in ihrer Wirkung auch durch Schwefelzusatz verbessert werden, denn Schwefel gilt als eines der wichtigsten Naturheilmittel zur Normalisierung der Hautfunktionen und Behandlung vieler Hautleiden. Am besten verwendet man fertige flüssige Schwefellösungen (Apotheke). Die Heiltees werden 2- bis 6mal täglich mit einem Wattebausch oder Zellstofftupfer auf die betroffenen Hautpartien aufgetragen. Vorher muß die Haut gründlich seifenfrei gesäubert werden. Bei empfindlicher, zu Reizungen oder Unreinheiten neigender Haut kann man einige Tees auch vorbeugend zur täglichen Hautpflege verwenden. In der Regel gebraucht man sie stets kalt.

Rezept 1:
Je 3 Teile Ackerschachtelhalm, Kamille und Thymian, 1 Teil Malve.
1 Eßlöffel der Mischung auf 1/4 l kochendes Wasser geben, zugedeckt 10 Minuten ziehen lassen, abseihen und auftragen.
Der Tee hilft bei Ausschlägen, Entzündungen und Eiterungen.

Rezept 2:
Je 3 Teile Ackerschachtelhalm, Eichenrinde, Kamille und Thymian, je 2 Teile Heidelbeerblätter, Salbei und Tormentill, je 1 Teil Malve und Wundklee.
Zubereitung und Anwendung wie Rezept 1; nach dem Abkühlen des Tees fügt man vor Gebrauch noch 50 ml flüssige Schwefellösung zu.
Diese Mischung eignet sich gut bei Entzündungen und Eiterungen.

Rezept 3:
Je 3 Teile Kamille und Thymian, je 2 Teile Ackerschachtelhalm, Rosmarin und Salbei.
Zubereitung, Anwendung und Zufügen der Schwefellösung wie Rezept 2.

Rezept 4:
Je 4 Teile Ackerschachtelhalm, Kamille, Rosmarin und Thymian, je 2 Teile Holunder, Malve und Tormentill.
Zubereitung, Anwendung und Zufügen der Schwefellösung wie Rezept 2.
Die Rezepte 3 und 4 eignen sich vor allem bei Akne, Mitessern und anderen Entzündungen.

Rezept 5:
Je 3 Teile Eichenrinde und Tormentill, je 2 Teile Ackerschachtelhalm, Kamille, Malve und Petersilienwurzel.
Zubereitung und Anwendung wie Rezept 1.
Der Tee hat sich bei allen Hautleiden mit Juckreiz bewährt, insbesondere bei Ekzemen.

Rezept 6:
5 Teile Kamille, je 3 Teile Ackerschachtelhalm, Holunder, Malve und Petersilienwurzel.
Zubereitung und Anwendung wie Rezept 1.
Die Teemischung hilft – auch vorbeugend – bei trockener, leicht reizbarer, zu Schuppen neigender Haut.

Rezept 7:
Je 4 Teile Kamille und Klettenwurzel, je 2 Teile Ackerschachtelhalm, Rosmarin, Thymian und Tormentill.
Zubereitung und Anwendung wie Rezept 1.
Der Heiltee empfiehlt sich – auch vorbeugend – bei unreiner, zu fettiger Haut.

Tees für Dampfanwendungen

Kräuterdämpfe eignen sich gut zur Vorbeugung und ergänzenden Behandlung von Hautleiden. Vor allem die Gesichtshaut kann dadurch regelmäßig gepflegt werden. Der Dampf regt die Durchblutung, den Hautstoffwechsel und die Ausscheidung von Gift- und Schlackenstoffen an. Hauptsächlich verwendet man Dämpfe bei Akne, Ausschlägen und Entzündungen. Zur Vorbeugung genügt 2- bis 3mal wöchentlich eine Anwendung, zur unterstützenden Therapie führt man den Dampf täglich 1- bis 3mal durch. Um eine übermäßige Erschlaffung der Haut zu vermeiden, wäscht man das Gesicht anschließend mit kaltem Kräutertee (Rezepte 1–7 im vorangegangenen Kapitel) nach.

Der Gesichtsdampf wird ähnlich wie die Inhalation gegen Schnupfen wie folgt durchgeführt:

- In einem Topf 1 l Wasser zum Kochen bringen, in einem anderen Topf gleichzeitig 1/4 l Kräutertee als Aufguß zubereiten.
- Den Tee in das kochende Wasser geben und den Topf auf den Tisch stellen; verbessert wird die Wirkung, wenn man ihn auf einen kleinen Elektrokocher stellt, weil es dann nicht zum vorzeitigen Nachlassen der Dampfentwicklung kommt.
- So vor den Topf setzen, daß der Kopf darübergehalten werden kann, und Kopf, Schultern und Topf in eine große Wolldecke hüllen, damit kein Dampf entweicht.
- Den Deckel des Dampftopfs öffnen, damit der Dampf ins Gesicht strömt; wenn neben dem Gesicht auch noch die Brust behandelt werden soll, entkleidet man vorher den Oberkörper.
- Die Anwendung dauert 10–15 Minuten.

Als Kräutertee eignet sich zum Dampf vor allem Kamillenaufguß, ergänzt durch andere Heilpflanzen.

Rezept 1:
4 Teile Kamille, je 2 Teile Fichtennadeln und Haferstroh.
2–3 Eßlöffel der Mischung auf 1/4 l kochendes Wasser geben, kurz aufkochen lassen und in den Dampftopf gießen.

Rezept 2:
Je 3 Teile Kamille und Thymian, je 1 Teil Ackerschachtelhalm und Heublumen.
Zubereitung und Anwendung wie Rezept 1.

Rezept 3:
Je 2 Teile Ackerschachtelhalm, Fichtennadeln, Heublumen, Kamille und Rosmarin.
Zubereitung und Anwendung wie Rezept 1.

Bei Mitessern kann man nach der Dampfanwendung die erweichten Talgpfröpfe mit dem Komedonenquetscher auspressen und dadurch Entzündungen und Eiterungen vorbeugen. Anschließend wäscht man mit kaltem Kräutertee nach, dem etwas frischer Zitronensaft zugefügt werden kann.

Heiltees für Nerven und Seelenleben

Seelisch-nervöse Störungen, die zum Teil auch körperliche Funktionen erheblich beeinträchtigen, sind heute weit verbreitet. Sie erklären sich aus Hektik und Reizüberflutung des modernen Alltags, die Nervensystem und Seelenleben überfordern; hinzu kommen immer häufiger mehr oder minder begründete, oft verdrängte Zukunftsängste und das wachsende Unbehagen in einer durch Umweltzerstörung und atomare Rüstung bedrohten Welt. Alle diese Faktoren wirken auch deshalb so ungünstig, weil die Mehrzahl der Menschen in den Industriestaaten sich falsch ernährt und deshalb unter leichteren, chronischen Mangelzuständen leidet, die sich bis in den seelisch-nervösen Bereich auswirken.

Vielfach werden solche Beschwerden, die zum Teil stärkere Symptome als eine organische Krankheit hervorrufen, von der Schulmedizin durch chemische Psychopharmaka behandelt. Diese Medikamente eignen sich aber allenfalls zur vorübergehenden einleitenden Therapie bei ausgeprägten Beschwerden. Die längere Einnahme führt zu vielen Nebenwirkungen und vor allem zur suchtartigen Abhängigkeit, außerdem ist umstritten, ob es überhaupt einen Nutzen bringt, Psychopharmaka länger als 2 bis höchstens 6 Wochen ununterbrochen zu verabreichen (ausgenommen natürlich bei schweren seelisch-geistigen Krankheiten, wie Schizophrenie).

Heiltees wirken zwar nicht so rasch wie chemische Mittel, führen aber bei sachgemäßer Anwendung auch nicht zu unerwünschten Nebenwirkungen und helfen bei leichteren bis mittelschweren Symptomen nach einiger Zeit ähnlich gut wie Psychopharmaka. Deshalb sollte man versuchen, allein damit auszukommen oder die Behandlung durch chemische Arzneimittel so rasch wie möglich zu beenden und zur Nachbehandlung auf Heiltees umzustellen. Anstelle der Teemischungen können auch verschiedene pflanzliche Fertigmedikamente verwendet werden, die eine höhere, stets gleichbleibende Zufuhr der Wirkstoffe ermöglichen. Darüber spricht man mit dem Therapeuten.

Zur Ergänzung empfehlen sich meist Übungen zur Entspannung und positiven Selbstbeeinflussung, vor allem das autogene Training.

Beruhigungstees bei Nervosität

Unter dem unklaren Oberbegriff Nervosität (oder Nervenschwäche) faßt man verschiedene seelisch-körperliche Symptome zusammen, die hauptsächlich durch Fehlfunktionen des vegetativen Nervensystems ausgelöst werden. Die eigentlichen Ursachen sind oft in einer angeborenen Neigung zu solchen Funktionsstörungen des Nervensystems und/oder in Störungen des Lymphsystems zu suchen. Ferner tragen Sorgen, ungelöste innere Konflikte und andere seelische Störungen (vor allem Neurosen), dauernder Streß, Mißbrauch von Genußmitteln, hormonelle Veränderungen (insbesondere in der Pubertät und während der Wechseljahre) und beginnende oder überstandene körperliche oder seelische Krankheiten dazu bei. Schließlich begünstigen auch Fehler der Ernährung und Lebensweise die Nervosität.

Die Ursachen lassen sich nicht immer genau erkennen und gerade bei angeborener Neigung zu Fehlfunktionen des Nervensystems oft auch nur schwer beeinflussen, aber Besserung läßt sich fast immer erreichen. Beim Verdacht auf Krankheiten sollte bald eine fachmännische Untersuchung veranlaßt werden, nach deren Ergebnis sich die Behandlung richtet.

Nervosität macht sich hauptsächlich durch Unruhe, Leistungsschwäche bis hin zur nervösen Erschöpfung, Gereiztheit, Überempfindlichkeit, Schlafstörungen, depressive Verstimmung, Ängste und Hemmungen bemerkbar. Hinzu kommen oft körperliche Funktionsstörungen, die bevorzugt das Herz-Kreislauf- und Verdauungssystem betreffen.

Die Grundbehandlung besteht in ausgeglichener Lebensführung mit ausreichend Erholung, Entspannungsübungen, viel Bewegung an der frischen Luft, vollwertiger Ernährung und gutem Schlaf. Eine wichtige Rolle kann im Einzelfall der Mineralstoff Magnesium spielen, der wegen seiner Wirkungen auf das Nervensystem und Seelenleben auch als »Anti-Streß-Mineral« bezeichnet wird. Außerdem muß auf ausreichende Versorgung mit anderen Vitalstoffen (vor allem »Nervenvitaminen« der B-Gruppe[*]) geachtet werden.

Vervollständigt wird diese Behandlung durch mild beruhigende Heiltees, die meist Baldrian als Hauptwirkstoff enthalten. Chemische Beruhigungsmittel sind nur ausnahmsweise einmal zur Einleitung der Therapie angezeigt und sollten so rasch wie möglich wieder abgesetzt werden, ehe Nebenwirkungen oder gar suchtartige Abhängigkeit entstehen.

Rezept 1:
Je 3 Teile Baldrian und Melisse, je 1 Teil Hopfen, Lavendel und Passionsblume.

1–2 Teelöffel (je nach Schwere der Symptome) der Mischung mit 1 Tasse kochendem Wasser überbrühen, 10 Minuten zugedeckt ziehen lassen, abseihen und täglich 3 Tassen einnehmen; bei Schlafstörungen gibt man abends 2 Tassen, sofern nicht einer der im nächsten Kapitel genannten Heiltees verwendet wird.

* Ausführliche Informationen über diese Vitamine enthält das ECON-Taschenbuch ETB 20268 »Vitamin B – Gesund und fit durch richtige Anwendung« von Gerhard Leibold.

Rezept 2:
Je 4 Teile Baldrian und Johanniskraut, je 2 Teile Hopfen und Melisse, je 1 Teil Basilikum und Lavendel.
Zubereitung und Dosierung wie Rezept 1.
Der Tee eignet sich besonders gut, wenn seelische Ursachen die Nervosität erklären.

Rezept 3:
Je 3 Teile Baldrian, Ginseng und Hopfen, je 2 Teile Melisse und Rosmarin.
Zubereitung und Dosierung wie Rezept 1.
Diese Mischung empfiehlt sich bei ausgeprägten nervösen Schwäche- und Erschöpfungszuständen oder dauerndem zu hohem Streß.

Rezept 4:
Je 4 Teile Baldrian, Mistel und Weißdorn, je 2 Teile Herzgespann, Lavendel und Melisse.
Zubereitung und Dosierung wie Rezept 1.
Ein bewährter Tee bei seelisch-nervös verursachten Herz-Kreislauf-Beschwerden.

Rezept 5:
5 Teile Baldrian, je 4 Teile Gänsefingerkraut und Wermut, je 2 Teile Hopfen, Melisse, Schafgarbe und Tausendgüldenkraut.
Zubereitung und Dosierung wie Rezept 1.
Der Tee hilft gut bei seelisch-nervösen Verdauungsstörungen und Koliken.

Bei Schlafstörungen und nervösem Schwitzen eignen sich auch die in den nächsten beiden Kapiteln vorgestellten Teemischungen.

Schlaftees

Behinderungen des Schlafs entstehen aus ähnlichen Ursachen wie Nervosität. Nicht selten spielen aber auch zu spätes, schweres Abendbrot, schlecht ausgestattete Betten, Krankheiten mit Fieber und Schmerzen, Arterienverkalkung, Herz-, Gehirnkrankheiten oder Depressionen eine Rolle. Diese Ursachen müssen im Einzelfall erkannt und beseitigt werden.

Über 20 Millionen Bundesbürger leiden heute gelegentlich oder häufig unter Einschlaf- und Durchschlafstörungen. Sie führen bald zu Nervosität. Gereiztheit, Konzentrations- und Leistungsschwäche, bei längeren Störungen auch zu ernsteren körperlichen und seelischen Erkrankungen. Deshalb müssen Schlafstörungen, die nicht nur gelegentlich einmal auftreten, bald untersucht und je nach Befund gezielt behandelt werden.

Chemische Schlaftabletten können lediglich einen wenig erholsamen Schlaf erzwingen, bei häufigerem Gebrauch führen sie oft zu erheblichen Nebenwirkungen bis hin zur suchtartigen Abhängigkeit. Daher sind sie allenfalls vorübergehend einmal nach Verordnung des Therapeuten angezeigt. In den meisten Fällen genügen Heiltees, ergänzt durch autogenes Training und Wassertreten vor dem Schlafengehen. Wenn die Schlafstörungen durch Nervosität hervorgerufen werden, ergänzt man die Behandlung durch die bei diesen Stichworten genannten Teemischungen.

Rezept 1:
Je 4 Teile Baldrian und Hopfen, je 2 Teile Lavendel und Melisse.
1 Eßlöffel der Mischung mit 1 Tasse kochendem Wasser überbrühen, 10 Minuten ziehen lassen, abseihen

und 1/2–1 Stunde vor dem Schlafengehen 1–2 Tassen mit Honig gesüßt einnehmen.

Rezept 2:
Je 2 Teile Baldrian und Johanniskraut, je 1 Teil Hopfen, Melisse und Passionsblume
Zubereitung und Dosierung wie Rezept 1.
Diese Kräutermischung hilft vor allem, wenn die Schlafstörungen mit Depressionen und anderen seelischen Störungen in Zusammenhang stehen.

Rezept 3:
Je 3 Teile Baldrian, Hopfen, Passionsblume und Weißdorn, je 1 Teil Herzgespann, Melisse, Mistel und Orangenblüten.
Zubereitung und Dosierung wie Rezept 1.
Der Tee fördert den Schlaf, wenn er durch Herz-Kreislauf-Störungen behindert wird.

Rezept 4:
Je 4 Teile Anis, Baldrian und Passionsblume, je 2 Teile Fenchel, Hopfen, Kamille und Melisse.
Zubereitung und Dosierung wie Rezept 1.
Ein milder Schlaftee, der auch für unruhige Kinder gut geeignet ist.

Tees gegen nervöses Schwitzen

Übermäßiges Schwitzen kann auf organische Krankheiten hinweisen und erfordert deshalb fachmännische Untersuchung. Hauptsächlich erklärt es sich aber aus seelisch-nervösen Ursachen, die zur Überfunktion der Schweißdrüsen führen. Das Schwitzen kann örtlich begrenzt (bevorzugt an Hand-, Fußflächen und in den Achselhöhlen) oder am ganzen Körper auftreten.

Zur inneren Behandlung empfiehlt sich vor allem der Salbei, von außen kann die Therapie bei örtlichem übermäßigem Schwitzen durch Hand- und Fußbäder mit gerbstoffreichen Heilpflanzen ergänzt werden. Fertige Arzneimittel zur äußerlichen Anwendung enthalten teilweise das umstrittene Formaldehyd und sollten wegen ihrer möglichen Nebenwirkungen nicht verwendet werden.

Rezept 1:
Je 3 Teile Salbei und Walnußblätter, je 2 Teile Baldrian und Johanniskraut, je 1 Teil Anis und Weidenrinde.
1 Eßlöffel der Mischung mit 1 Tasse kochendem Wasser überbrühen, 15 Minuten zugedeckt ziehen lassen, abseihen und täglich 3 Tassen einnehmen.

Rezept 2:
4 Teile Salbei, je 3 Teile Baldrian, Hopfen und Weidenrinde, je 2 Teile Johanniskraut, Süßholzwurzel und Walnußblätter.
Zubereitung und Dosierung wie Rezept 1.

Rezept 3:
Je 4 Teile Baldrian, Johanniskraut und Salbei, je 2 Teile Ackerschachtelhalm, Hopfen und Walnußblätter, je 1 Teil Eichenrinde und Weidenrinde.
1 Eßlöffel der Mischung mit 1 Tasse kaltem Wasser ansetzen, in 15 Minuten zum Kochen bringen. 10 Minuten sieden lassen, abseihen und täglich 3 Tassen einnehmen.

Zusätzlich können die bei Nervosität genannten Heiltees eingenommen werden, um die Ursachen vollständig zu beseitigen.

Äußerlich ergänzt man die Behandlung bei örtlich begrenztem übermäßigem Schwitzen an Hand- und Fußflächen durch kalte Bäder dieser Körperteile. Sie werden 2- bis 4mal täglich durchgeführt und dauern jeweils 1 Minute.

Rezept 1:
Je 3 Teile Eichenrinde und Weidenrinde, je 1 Teil Ackerschachtelhalm und Tormentill.
30 g der Mischung auf 1/2 l kaltes Wasser geben, in 10–15 Minuten zum Kochen bringen, 10 Minuten am Sieden halten, abseihen und den Tee nach dem Abkühlen in 3–5 l kaltes Wasser ins Badegefäß gießen.

Rezept 2:
Je 4 Teile Eichenrinde, Walnußblätter und Tormentill.
Zubereitung und Anwendung wie Rezept 1.

Antidepressive Tees

Depressive Verstimmungen kennt wohl jeder Mensch als Reaktionen auf Mißerfolge, Kränkungen, Enttäuschungen, Todesfälle und andere ungünstige äußere Umstände. Damit kann und muß man aus eigener Kraft fertig werden, denn die bloße Verdrängung ins Unbewußte oder die Unterdrückung durch chemische Psychopharmaka löst solche Probleme nicht. Sie verschwinden zwar aus dem Bewußtsein, kehren aber in verschleierter Form mit anderen Beschwerden zurück, die überhaupt nicht mehr die ursprünglichen Ursachen erkennen lassen und deshalb nur schwer erfolgreich zu behandeln sind. Zum Teil treten verschiedene körperliche Funktionsstörungen auf, hinter denen man lange Zeit keine Depression vermutet.

Daneben gibt es depressive Zustände, die sich aus ernsteren Erkrankungen erklären; zu denken ist vor allem an Neurosen, Geisteskrankheiten, Hirnkrankheiten und Hormonstörungen. Bei einem Teil der Patienten lassen sich in der Familie gehäuft schwere Depressionen nachweisen, was auf ungünstige Erbanlagen hinweist. Alle diese Faktoren erfordern gezielte fachmännische Behandlung, wobei im Einzelfall trotz aller Risiken auch die längere Einnahme chemischer Psychopharmaka gerechtfertigt sein kann. Manchmal erfordern schwere depressive Erkrankungen die Behandlung in der Klinik, vor allem bei akuter Selbstmordgefahr.

Zu den Leitsymptomen der Depression gehören Schwermut, Pessimismus, häufig auch Schlafstörungen und Nervosität, ferner je nach Einzelfall Erregtheit, Gereiztheit, Unruhe, Appetitmangel, Verstopfung und andere Verdauungsstörungen, oft auch niedriger Blutdruck und Herzbeschwerden. In schweren Fällen kommen Schuldgefühle, Wahnzustände und Selbstmordabsichten hinzu.

Selbsthilfe durch Heiltees ist bei leichteren Depressionen möglich, die als Reaktion auf äußere Umstände eintreten. Sie machen die Verarbeitung der Ursachen nicht überflüssig, erleichtern sie aber und lindern die Symptome. Im allgemeinen dauert es 10–14 Tage, bis eine deutliche Wirkung spürbar wird. Danach sollte man noch einige Zeit weiter behandeln, um Rückfälle zu vermeiden.

Rezept 1:
4 Teile Johanniskraut, je 2 Teile Baldrian und Melisse.
1 Teelöffel der Mischung mit 1 Tasse kochendem Wasser überbrühen, 10 Minuten zugedeckt ziehen lassen,

abseihen und täglich 2–4 Tassen mit Honig gesüßt einnehmen.

Rezept 2:
Je 3 Teile Basilikum und Johanniskraut, je 2 Teile Baldrian, Hopfen und Rosmarin.
Zubereitung und Dosierung wie Rezept 1.
Diese Mischung hilft besonders bei Depressionen, die mit Angstzuständen verbunden sind.

Rezept 3:
5 Teile Johanniskraut, je 3 Teile Baldrian, Herzgespann und Mistel, je 1 Teil Hopfen und Lavendel.
Zubereitung und Dosierung wie Rezept 1.
Damit behandelt man erfolgreich Depressionen mit Herzbeschwerden.

Rezept 4:
Je 4 Teile Johanniskraut und Rosmarin, je 2 Teile Hopfen und Mistel.
Zubereitung und Dosierung wie Rezept 1.
Dieser Mischtee hilft bei Depressionen mit niedrigem Blutdruck.

Rezept 5:
Je 4 Teile Johanniskraut, Kamille und Tausendgüldenkraut, je 3 Teile Baldrian, Enzian und Wermut, je 1 Teil Gänsefingerkraut, Hopfen, Melisse und Thymian.
Zubereitung und Dosierung wie Rezept 1.
Der Tee empfiehlt sich bei Depressionen mit Appetitmangel und anderen Störungen der Verdauungsorgane.

Wenn die Heiltees allein nicht ausreichen, gibt man ergänzend Kräutermischungen wie bei Nervosität und

Schlafstörungen. Zusätzlich können Arzneimittel mit B-Vitaminen oder der Aminosäure L-Tryptophan angezeigt sein. Außerdem gehören autogenes Training mit positiver Selbstbeeinflussung zur Selbsthilfe.

Tees zur äußerlichen Anwendung bei Nervenschmerzen

Die an- und abschwellenden, bohrenden, schneidenden oder ziehenden Schmerzen, die oft mit Kribbeln oder Taubheitsgefühl verbunden sind, treten im Verlauf eines oder mehrerer Nerven auf. Die Ursachen kann nur der Fachmann erkennen und gezielt behandeln, zuweilen lassen sie sich überhaupt nicht feststellen. Hauptsächlich entstehen die Schmerzen durch Überanstrengung, Kälte, Zugluft, Infektionen mit Nervenentzündung, bei Alkoholmißbrauch, Vergiftungen, Vitamin-B-Mangel und Blutarmut, Verletzungen der Nerven, Druck auf Nervenwurzeln bei Bandscheibenschäden, häufig auch durch Stoffwechselstörungen, vor allem bei Zuckerkrankheit.

Selbsthilfe von außen kann die vom Fachmann verordnete Behandlung ergänzen, aber nicht ersetzen. Dazu eignen sich vor allem kalte Wickel mit Kräutertee auf die schmerzenden Körperzonen, die hauptsächlich Arnika, Eukalyptus und Pfefferminze enthalten. (Die Anwendung der Wickel wurde bei Rheuma bereits beschrieben.) Man erzielt dadurch Schmerzlinderung und heilungsfördernde Anregung der Durchblutung.

Auch bei Kopfschmerzen, deren Ursachen bei häufigerem Auftreten vom Fachmann diagnostiziert werden müssen, kann der Wickel mit Heiltee zur Linderung beitragen; dazu legt man einen Kopfwickel wie folgt an:

● Die beiden Leintücher und das Wolltuch – alle etwa

80 x 80 cm groß – einzeln zu Dreiecken falten. Das innere Leintuch in den kalten Tee tauchen und mit der langen Seite über den Augenbrauen anlegen; der mittlere Zipfel des Tuchs wird über den Kopf nach hinten gelegt, die beiden seitlichen Zipfel führt man seitlich am Kopf nach hinten, wo sie sich kreuzen, dann wieder nach vorne, wo man sie feststeckt. Darüber kommt dann das trockene Leintuch und als äußerer Abschluß das Wolltuch. Die Anwendung dauert 1 1/2 –2 Stunden und kann 3- bis 4mal täglich wiederholt werden.

Anstelle der Teemischungen eignen sich auch Heilpflanzenöle, vor allem japanisches Pfefferminzöl (Apotheke), die zur Einreibung der schmerzenden Körperzonen mehrmals täglich angewendet werden. Wegen der höheren Wirkstoffkonzentration erzielt man damit im Einzelfall bessere Ergebnisse.

Rezept 1:
4 Teile Pfefferminze, 3 Teile Arnika, je 2 Teile Fenchel und Melisse.
3 Eßlöffel der Mischung in 1/2 l kaltes Wasser geben, in 15 Minuten zum Kochen bringen, 5 Minuten sieden lassen, abseihen und abkühlen lassen; das Wickeltuch in den kalten Tee tauchen und leicht ausgewrungen anlegen.

Rezept 2:
Je 3 Teile Baldrian, Eukalyptus und Pfefferminze, je 1 Teil Arnika, Majoran und Melisse.
Zubereitung und Anwendung wie Rezept 1.

Rezept 3:
Je 4 Teile Arnika, Pfefferminze und Thymian, je 2 Teile
Anis, Beifuß und Melisse, je 1 Teil Fenchel und Wermut.
Zubereitung und Anwendung wie Rezept 1.

Heiltees gegen andere Gesundheitsstörungen

Heiltees können noch bei verschiedenen anderen Erkrankungen, die sich nicht eindeutig einem der bisher
behandelten Organsysteme zuordnen lassen, verwendet werden. Einige dieser Krankheiten, die besonders
viele Menschen betreffen, sollen zum Schluß noch besprochen werden, weil Heiltees sich dabei gut bewähren.

Menstruationsstörungen

Krampfartiges Ziehen im Unterleib, Rücken-, Kreuz-
und Kopfschmerzen sowie ein allgemeines Unbehagen
treten bei den meisten Frauen während der Monatsblu-
tung in leichter Form auf. Grundsätzlich erfordern sie
keine fachmännische Behandlung, solange sie nicht
über das »normale« Maß hinausgehen. In allen unklaren Fällen sollte man aber kein unnötiges Risiko einge-
hen, sondern bald eine fachärztliche Untersuchung ver-
anlassen, nach deren Befund sich die Therapie richtet.
Heiltees helfen bei den üblichen leichteren Störungen
des Befindens während der Menstruation gut. Auf dem
Höhepunkt der Beschwerden können zusätzlich einige
Schmerztabletten mit Acetylsalizylsäure (wie Aspirin,
Togal) angezeigt sein, oft werden sie aber dank der
Teebehandlung entbehrlich.

Rezept 1:
Je 3 Teile Frauenmantel, Gänsefingerkraut, Kamille und Melisse, je 1 Teil Johanniskraut, Rosmarin und Wermut.
1 Teelöffel der Mischung auf 1 Tasse kaltes Wasser geben, in 10 Minuten zum Kochen bringen, 5 Minuten am Sieden halten, abseihen und täglich 2–4 Tassen einnehmen.

Rezept 2:
Je 4 Teile Frauenmantel und Hirtentäschelkraut, je 2 Teile Gänsefingerkraut, Kamille und Taubnessel.
Zubereitung und Dosierung wie Rezept 1.
Dieser Tee wird hauptsächlich bei stärkeren Blutungen empfohlen.

Rezept 3:
Je 4 Teile Baldrian, Hopfen, Johanniskraut und Melisse, je 3 Teile Gänsefingerkraut und Kamille, je 2 Teile Frauenmantel, Taubnessel und Wermut, je 1 Teil Herzgespann und Rosmarin.
Zubereitung und Dosierung wie Rezept 1.
Diese Mischung wendet man an, wenn seelisch-nervöse Menstruationsstörungen im Vordergrund stehen.

Ergänzend können täglich warme Sitzbäder (bis zur Nierengegend) mit Ackerschachtelhalm und Rosmarin durchgeführt werden. Dazu gebraucht man am besten die fertigen Badezusätze nach Anweisung.

Übergewicht

Um Mißverständnisse zu vermeiden, muß einleitend ganz klar festgehalten werden: Es gibt keinen Tee (und auch keine andere »bequeme« Methode), der Übergewicht ohne Diät und Reform falscher Eßgewohnheiten beseitigt. Wenn das Übergewicht nicht durch falsche Ernährung, sondern durch Krankheiten entstand, müssen diese vom Therapeuten behandelt werden, aber auch dazu ist meist Diät erforderlich. Vor chemischen Appetitzüglern muß wegen der möglichen Nebenwirkungen und Suchtgefahren eindringlich gewarnt werden.

Die Schlankheitskur, die das Körpergewicht ungefähr bis zum Normalgewicht (man errechnet es nach der Faustformel »Körpergröße in cm minus 100 = Normalgewicht in kg«) reduziert, bespricht man am besten mit dem Therapeuten. Sie soll so zusammengestellt werden, daß man wöchentlich 1–1,5 kg (mehr nur nach Verordnung) an Übergewicht verliert. Da 1 kg Körperfett rund 7000–7500 Kalorien entspricht, erfordert das eine tägliche Kalorieneinsparung von 1000–1500 Kalorien. (Zum Vergleich – der durchschnittliche Tagesbedarf bei Normalgewicht liegt bei 2400–2800 Kalorien.) Nach erfolgreicher Schlankheitskur müssen die Fehler der Ernährung, die zum Übergewicht führten, konsequent ausgeschaltet werden, sonst nimmt man bald wieder zu.

Heilpflanzen ergänzen die Schlankheitskur durch Anregung des Stoffwechsels. Zusätzlich werden oft Kräuter mit mild abführender und entschlackender Wirkung verabreicht; sie eignen sich wegen möglicher Nebenwirkungen aber nicht zur längeren Anwendung. Bei Funktionsstörungen der Schilddrüse dürfen stoffwechselanregende Tees nur nach Verordnung des Therapeuten gebraucht werden.

Rezept 1:

Je 4 Teile Blasentang und Wermut, je 2 Teile Brunnenkresse, Klettenwurzel und Schlehdornblüten, je 1 Teil Angelika, Bitterklee und Faulbaumrinde.

1 Teelöffel der Mischung mit 1 Tasse kochendem Wasser überbrühen, 10 Minuten zugedeckt ziehen lassen, abseihen und täglich 3 Tassen ungesüßt vor den Hauptmahlzeiten einnehmen.

Rezept 2:

Je 3 Teile Blasentang, Brunnenkresse, Hauhechel und Pfefferminze, je 1 Teil Birke, Erdrauch, Leinkraut und Mädesüß.

Zubereitung und Dosierung wie Rezept 1.

Da Übergewicht häufig mit seelischen Ursachen in Zusammenhang steht, sollte die Behandlung durch autogenes Training mit positiver Selbstbeeinflussung ergänzt werden.

Wechseljahre

Das Klimakterium führt vor allem bei Frauen, zum Teil aber auch bei Männern zu unterschiedlich starken Beschwerden. Das Symptombild hängt nicht allein von den körperlichen Veränderungen, sondern oft entscheidend von der seelisch-geistigen Verarbeitung der Wechseljahre ab. Als häufigste Symptome treten Angstzustände, Depressionen, Blutwallungen zum Kopf, Bluthochdruck, Schwindel, Herzbeschwerden und Verdauungsstörungen auf, die gezielt durch die bei den entsprechenden Stichworten in diesem Buch genannten Heiltees behandelt werden können. Zur Allgemeinbehandlung eignen sich zusätzlich verschiedene Heilpflanzenmischungen, die das Befinden verbessern. Hormone sollten nur bei starken Symptomen bis zur ersten Besserung verabreicht werden, um unerwünschte Nebenwirkungen zu vermeiden.

Rezept 1:
Je 3 Teile Baldrian, Frauenmantel, Hopfen und Johanniskraut, je 2 Teile Eisenkraut, Melisse, Rosmarin und Schafgarbe.
1 Teelöffel der Mischung mit 1 Tasse kochendem Wasser überbrühen, 10 Minuten zugedeckt ziehen lassen, abseihen und täglich 3–4 Tassen einnehmen.

Rezept 2:
4 Teile Eisenkraut, je 3 Teile Frauenmantel und Taubnessel, je 2 Teile Hopfen, Johanniskraut und Melisse, je 1 Teil Rosmarin, Salbei und Wermut.
Zubereitung und Dosierung wie Rezept 1.

Rezept 3:
Je 4 Teile Frauenmantel, Ginseng und Johanniskraut, je 2 Teile Hirtentäschelkraut, Schafgarbe und Taubnessel, je 1 Teil Gänsefingerkraut, Kamille und Rosmarin.
Zubereitung und Dosierung wie Rezept 1.

Darüber hinaus kennen wir noch zahlreiche andere Naturheilverfahren, die Symptome des Klimakteriums bald überwinden.

Wetterfühligkeit

Nervosität, Gereiztheit, depressive Verstimmung, Kopfschmerzen, Schwindel, Herzbeschwerden und Rheumaschmerzen sind die Hauptsymptome der Wetterfühligkeit. Sie beruhen wahrscheinlich auf der Fähigkeit des vegetativen Nervensystems, Wetterveränderungen im voraus an Änderungen des Luftdrucks, der Luftfeuchtigkeit, des Elektroklimas und anderer atmosphärischer Umstellungen wahrzunehmen. Nützlich war das, solange der Mensch noch nicht in der festen Behausung lebte, damit er sich rechtzeitig auf den Wetterumschwung vorbereiten konnte; später verkümmerte diese Fähigkeit weitgehend, weil sie ihren Sinn verlor. Deshalb leiden hauptsächlich nervlich labile, schwächliche, kränkelnde und alte Menschen unter Wetterfühligkeit, während die atmosphärischen Veränderungen bei Gesunden keine nennenswerten Beschwerden verursachen.

Da Wetterfühligkeit auf ernstere Krankheiten hinweist und zu schweren, manchmal tödlichen Komplikationen (zum Beispiel Herzinfarkt) führen kann, sollten die Ursachen frühzeitig vom Fachmann geklärt und behandelt werden. Die Basistherapie besteht in gesunder Lebensweise mit ausreichender Bewegung an der frischen Luft, vollwertiger Ernährung und Entspannungstraining.

Zusätzlich helfen je nach Symptomatik die bei Nervosität, Schlafstörungen, Herzbeschwerden und Rheuma genannten Heiltees, die hier nicht nochmals vorgestellt werden müssen.

Zuckerkrankheit

Der Diabetes steht zwar oft mit ungünstigen Erbanlagen in Zusammenhang, die aber meist erst dann zur akuten Krankheit führen, wenn Ernährungsfehler hinzukommen. Als Warnzeichen, die sofortige Untersuchung erfordern, treten vor allem abnormer Durst, vermehrte Harnausscheidung mit Jucken und Brennen in der Harnröhre, Hautjucken, Neigung zu Furunkeln und Hautpilzinfektionen, unerklärliche Gewichtsabnahme, allgemeine Mattigkeit und erhöhte Anfälligkeit für Infektionskrankheiten auf.

Die Behandlung wird stets vom Fachmann verordnet. Teils genügen dazu individuell verordnete Diät und ausreichende Bewegung, teils müssen Arzneimittel eingenommen oder täglich Insulininjektionen durchgeführt werden. Diese Behandlung kann durch Heiltees niemals ersetzt werden, jeder eigenmächtige Selbstbehandlungsversuch kann zu schweren Komplikationen mit Entgleisung des Stoffwechsels führen. Deshalb muß die ergänzende Teetherapie stets mit dem Fachmann besprochen werden, die folgenden Rezepte sollen dazu nur Anregung geben.

Rezept 1:

Je 3 Teile Bitterklee, Bohnenschalen, Heidelbeerblätter und Löwenzahn, je 1 Teil Brennessel, Holunderblüten, Leinkraut, Tausendgüldenkraut und Thymian.
1 Teelöffel auf 1 Tasse kaltes Wasser geben, in 15 Minuten zum Kochen bringen, 5 Minuten sieden lassen, absehen und täglich 3 Tassen ungesüßt vor den Hauptmahlzeiten einnehmen.

Rezept 2:

Je 4 Teile Brombeer-, Heidelbeerblätter und Löwenzahn, je 3 Teile Bärlapp und Bohnenschalen, je 2 Teile Efeu und Wermut.
1 Teelöffel der Mischung mit 1 Tasse kochendem Wasser überbrühen, 10 Minuten zugedeckt ziehen lassen, absehen und täglich 3 Tassen ungesüßt vor den Hauptmahlzeiten einnehmen.

131

Rezept 3:
Je 3 Teile Birkenblätter, Bohnenschalen und Brennessel, je
2 Teile Bärlauch, Heidelbeer-, Himbeerblätter und Löwen-
zahn, je 1 Teil Pfefferminze, Tausendgüldenkraut und
Wermut.
Zubereitung und Dosierung wie Rezept 1.

Heiltees zur unterstützenden Behandlung der Zuckerkrankheit eignen sich vor allem bei leichteren Störungen des Zuckerstoffwechsels bei älteren Menschen, die
keine Insulininjektionen erfordern.

Abc der wichtigsten Heilpflanzen

Heilpflanzen werden nicht nur als Bestandteil von Teemischungen, sondern auch einzeln verwendet. Das kann vor allem zur Selbsthilfe bei leichteren Gesundheitsstörungen angezeigt sein, um durch einen einfachen Tee rasche Besserung zu erzielen, ohne vorher erst mehrere Kräuter mischen zu müssen. Deshalb sollte man zur Soforthilfe stets einige der hier genannten wichtigsten Kräuter vorrätig halten. Wenn ihre Wirkung nicht ausreicht, verwendet man doch eine Teemischung aus mehreren Heilpflanzen, die sich in ihren Wirkungen ergänzen und verstärken.

Wir stellen die Kräuter in alphabetischer Reihenfolge mit kurzer Beschreibung, Heilanzeigen, Zubereitung und Dosierung vor. Es handelt sich dabei um praxiserprobte Heilpflanzen, die rezeptfrei in Apotheken, Reformhäusern, Kräuterfachgeschäften und teilweise auch Drogerien erhältlich sind.

Ackerschachtelhalm

Beschreibung: Er wird etwa 50 cm hoch und wächst auf Wiesen, Äckern, an Wegen und im Wald. Im Frühjahr erscheinen an den bräunlichen Halmen die keulenförmigen Ähren und gezähnte Blattscheiden, im Sommer trägt das Kraut ringförmig um den Stiel angeordnete grüne Triebe. Zu Heilzwecken verwendet man die Sommertriebe, die Waldpflanze wird in der Pflanzenheilkunde nicht verwendet (wohl aber in der Homöopathie).

Heilanzeigen: Das Kraut enthält vor allem Kieselsäure, die für alle Gewebe wichtig ist. Innerlich verwendet man den Tee vorwiegend bei Arterienverkalkung und Erkrankungen der Atemwege (die Lungen enthalten besonders viel Kieselsäure), außerdem bei Bindegewebsschwäche, die Hämorrhoiden, Krampfadern und Bandscheibenschäden begünstigt, gegen rheumatische Krankheiten, bei Nieren-Blasen-Leiden und Wassersucht. Gegurgelt wird mit dem Tee bei Zahnfleisch-, Mundschleimhaut- und Mandelentzündungen, die Nasenspülung empfiehlt sich bei Schnupfen und Heuschnupfen.

Äußerlich verabreicht man das Kraut zu Waschungen, Bädern und Wickeln gegen Ekzeme, Geschwüre, Wunden, andere Hautleiden, Krampfadern, Venenentzündungen und Hämorrhoiden.

Zubereitung: 1 Teelöffel pro Tasse als Aufguß oder Abkochung zubereiten.

Tagesdosis: innerlich 2–3 Tassen, äußerlich 2- bis 6mal, Gurgeln und Nasenspülungen bis zu 8mal.

Anis

Beschreibung: Das Doldengewächs wird bis zu 50 cm hoch. Aus der bodennahen Blattrosette erhebt sich der Stengel, der unten kaum gefiederte, breite, nach oben zu schmalere, tief eingeschnittene Blätter trägt. Im Mai und Juni erscheinen die wohlduftenden weißen Blütendolden.

Heilanzeigen: Anis wird seit alters her als Gewürz zu

Backwaren verwendet, weil es deren Verträglichkeit verbessert. In der Heilkunde gebraucht man die Samen bei Appetitmangel, Blähungen und anderen Verdauungsstörungen und ergänzend bei Entzündungen und Verschleimung der Atemwege. In hoher Überdosierung kann Anis zu tiefem Schlaf mit Muskellähmung führen, richtig angewendet fördert das Kraut den Schlaf. Äußerlich kann das Öl aus der Apotheke als Gift gegen Läuse und Krätzmilben vewendet werden.

Zubereitung: 1 Teelöffel pro Tasse als Abkochung herstellen.

Tagesdosis: 2–3 Tassen Tee, Öl äußerlich nach Gebrauchsanweisung.

Arnika

Beschreibung: Die 30–60 cm hohe Pflanze wächst auf feuchten Wiesen, Waldlichtungen und im Gebirge bis in 2000 m Höhe. Aus der bodennahen Blattrosette strebt ein kräftiger Stengel nach oben, der eine gelbe, würzig duftende, große Blüte trägt; bei manchen Pflanzen erscheint auf halber Höhe ein weiteres Blattpaar mit 2 weiteren Blütenknospen. Im Herbst gibt die Wurzel waagerechte Nebenwurzeln ab, aus denen im Frühjahr neue Pflanzen entstehen. Das Kraut steht unter Naturschutz.

Heilanzeigen: In der Pflanzenheilkunde verwendet man die Blüten und Wurzeln. Innerlich verabreicht man sie zur Kreislaufanregung und bei Verkrampfung der Herzkranzgefäße (Angina pectoris); wegen möglicher Nebenwirkungen darf sie nicht bei Magenstörungen und nervöser Erschöpfung verwendet werden. Äußerlich eignet sich Arnika besonders zu Wickeln und Einreibungen bei Rheuma, Gicht, Bluterguß, Quetschungen, Verrenkung und Verstauchung.

Überdosiert führt das Kraut zu Vergiftungen und Herzjagen, Atemnot, Schwindel und Zittern, in schweren Fällen Bewußtlosigkeit, Herz- und Atemstillstand; die Vergiftung muß sofort ärztlich behandelt werden.

Zubereitung: 1/2–1 Teelöffel pro Tasse als Aufguß zubereiten; Tinkturen und Salben verwendet man in fertiger Zubereitung.

Tagesdosis: innerlich 2 Tassen Tee, Auflagen und Wikkel mit Tee 3- bis 4mal, Tinkturen und Salben nach Gebrauchsanweisung.

Baldrian

Beschreibung: Die Staude wird 70–150 cm hoch und trägt am kräftigen Stengel gefiederte Blätter. Im Hochsommer erscheinen am Ende der Stengel die hellroten Blütenrispen. Das Kraut wächst vor allem auf Wiesen, in Wäldern, an Gräben und Bächen.

Heilanzeigen: Die bittere, scharfe Wurzel enthält Wirkstoffe, die teils über die Großhirnrinde, teils über das vegetative Nervensystem beruhigend, entspannend und schlaffördernd wirken. Verwendet wird die Heilpflanze bei Nervosität, Schlafstörungen, Nervenschmerzen, seelisch-nervös verursachten Funktionsstörungen innerer Organe, Blähungen, Koliken und Krämpfen. Überdosiert führt Baldrian zur leichten Vergiftung mit Kopfschmerzen, Übelkeit und Verdauungsstörungen.

Zubereitung: Aufguß mit 1–2 Teelöffeln Wurzel auf 1 Tasse Wasser oder Kaltauszug mit 2 Teelöffeln auf 1/4 l Wasser, der 12–24 Stunden ziehen muß.

Tagesdosis: 2–3 Tassen, bei Schlafstörungen abends 1/2–1 Stunde vor dem Schlafengehen 2 Tassen.

Bärentraube

Beschreibung: Das kriechende Heidekrautgewächs trägt eiförmige, lederartige Blätter, die unten hellgrün, oben dunkler sind. Von April bis Juni erscheinen die weißen oder fleischfarbenen Blütentrauben, aus denen im Frühsommer die purpurroten, mehligen, erbsengroßen Beeren hervorgehen.

Heilanzeigen: Man verwendet die Blätter, die desinfizierende Wirkstoffe enthalten, die erst im Urin wirksam werden. Vorwiegend gebraucht man sie bei Blasenkatarrhen, ergänzend auch bei Nierenbecken-, Nierenentzündungen, Nierensteinen und Bettnässen. Wegen des hohen Gerbstoffgehalts eignet sich der Tee außerdem bei Darmkatarrhen mit Durchfall.

Die Verfärbung des Urins, die während der Therapie eintritt, ist bedeutungslos. Bei längerem Gebrauch oder zu hoher Dosierung kommt es als Nebenwirkung zu Brechreiz und Magenbeschwerden.

Zubereitung: 1/2 Eßlöffel Blätter pro Tasse als Abkochung oder Kaltauszug (er ist für Magenempfindliche besser verträglich).

Tagesdosis: 2–3 Tassen über längere Zeit.

Birke

Beschreibung: Der Baum, den man an seinem weißlichen Stamm leicht erkennt, wächst einzeln oder in kleinen Gruppen in Gärten, Anlagen, Wäldern, Mooren und auf der Heide. Er wird bis zu 30 m hoch und 80 cm dick. Seine dreieckigen Blätter sind am Rand gesägt. Im März und April blüht die Birke mit braunen Kätzchen, aus denen als Frucht ein Zapfen mit geflügeltem Samen hervorgeht.

Heilanzeigen: Zu Heilzwecken gebraucht man Blätter, Knospen, Rinde und den direkt am Stamm gewonnenen Saft. Innerlich bewähren sich Blättertee und Saft gut zur gründlichen Entschlackung und Entgiftung bei Rheuma, Gicht, Hauterkrankungen, Wassersucht, Nieren-Blasen-Leiden und zur blutreinigenden Frühjahrskur. Der Tee aus den Knospen regt die Gallenabsonderung an und eignet sich deshalb besonders bei Gallenblasenleiden und damit verbundenen Verdauungsstörungen. Rindentee wird innerlich bei den gleichen Heilanzeigen wie Blättertee gebraucht, außerdem kann man ihn äußerlich zu Waschungen bei Hautgrind, Krätze und Milchschorf anwenden. Blättertee und Birkensaft gelten auch als haarwuchsförderndes Mittel.

Zubereitung: Birkensaft verwendet man in fertiger Zubereitung nach Gebrauchsanweisung; Blätter- und Knospentee wird mit 1 Eßlöffel pro Tasse als Aufguß zubereitet und sollte noch 2 Stunden ziehen, Rindentee stellt man mit 1 Eßlöffel pro Tasse als Abkochung her.

Tagesdosis: Birkensaft nach Gebrauchsanweisung, gewöhnlich 3mal 1 Eßlöffel in etwas Wasser; Blätter-, Knospen- und Rindentee 2–3 Tassen (zur Blutreinigungskur mindestens 4 Wochen lang); äußerlich verwendet man den Tee 4- bis 6mal zu Waschungen, fertiges Birkenwasser wird 1mal in den Haarboden einmassiert.

Brennessel

Beschreibung: In der Pflanzenheilkunde verwendet man hauptsächlich die bis 1 m hohe Große Brennessel, nicht die nur etwa 60 cm hohe Kleine Brennessel, die schärfer brennt. Die große Pflanze trägt graugrünliche, gesägte Blätter, die der kleinen Art sind tiefgrün und am Rand ebenfalls gesägt. An diesen herzförmigen Blättern sitzen die feinen Brennhaare, die bei Berührung abbrechen und das Nesselgift abgeben, das brennende, juckende Quaddeln auf der Haut erzeugt. Beide Arten blühen von Mai bis Oktober mit unscheinbaren hellgrünen Blüten.

Heilanzeigen: Die Brennessel schätzt man vor allem wegen ihrer entschlackenden Wirkung bei Gicht, Rheuma, Hauterkrankungen und zur Blutreinigungskur, außerdem hat sie sich bei Katarrhen und Verschleimung der Bronchien bewährt. Man verwendet dazu den Tee oder fertigen Saft, zusätzlich kann man junge Brennesselblätter dem Salat zufügen (sie brennen noch nicht). Äußerlich wendet man den Tee zur Waschung bei Ekzemen und als Haarwasser an.

Zubereitung: Saft kauft man fertig, den Salat bereitet man in haushaltsüblicher Weise zu. Tee zur inneren Anwendung wird als Aufguß mit 2–3 Teelöffeln pro Tasse zubereitet, äußerlich verwendet man die Abkochung aus 50–100 g Blättern auf 1/4-1/2 l Wasser, dem man zur Wirkungsverstärkung noch einen Schuß Essig hinzufügt.

Dosierung: Saft nach Gebrauchsanweisung mit Wasser verdünnt, Salat mindestens 1mal täglich; innerlich nimmt man 3–4 Tassen Tee kurmäßig mindestens 4 Wochen lang ein, äußerlich gebraucht man den Tee zur Waschung 2- bis 6mal, als Haarwasser 1- bis 2mal.

Eibisch

Beschreibung: Das bis zu 2 m hohe Malvengewächs gedeiht auf feuchten Wiesen, an Gewässern und Stränden. Der filzige Stengel trägt dicke Stiele, an denen die herzförmigen, graugrünen, filzigen Blätter sitzen; sie sind dreilappig und an den Rändern gekerbt. Von Juni bis August blüht er mit weißen oder rosa (malvenfarbigen) großen Blüten.

Heilanzeigen: Wurzeln, Blätter und Blüten enthalten vor allem Schleifstoffe, die bei Entzündungen der Atemwege reizmildernd und heilend wirken; außerdem wird Eibisch zum Teil auch bei Magen-Darm-Katarrhen und ergänzend bei Blasenentzündungen angewendet. Äußerlich nutzt man ihn zum Gurgeln bei Entzündungen an Zahnfleisch, Mundschleimhaut, Rachen und Kehlkopf.

Zubereitung: 1 Eßlöffel mit 1/4 l kaltem Wasser 3–6 Stunden ansetzen und mit Honig gesüßt bei Atemwegserkrankungen, ungesüßt bei Magen-, Darm- und Blasenkatarrhen verabreichen; Gurgelwasser als Abkochung mit 2 Eßlöffeln auf 1/4 l Wasser herstellen.

Tagesdosis: innerlich 3- bis 4mal 1 Tasse, bei Erkrankungen der Atemwege auch stündlich 1 Teelöffel bis 1 Eßlöffel; Gurgeln 6- bis 8mal.

Eiche

Beschreibung: Der mächtige Baum wird bis 50 m hoch und kann über 5 m Stammdurchmesser erreichen. Er kommt als Sommereiche mit kurzstieligen und als Wintereiche mit langgestielten Blättern vor; bei beiden Arten sind die Blätter buchtig gelappt. Im April und Mai erscheinen die gelblichen Blütenkätzchen, aus denen bei der Sommereiche die langgestielten, bei der Wintereiche die stiellosen Eicheln hervorgehen.

Heilanzeigen: Rindentee schätzt man wegen seines hohen Gerbstoffgehalts innerlich bei Magen-Darm-Entzündungen und Durchfall, äußerlich verwendet man ihn zum Gurgeln bei Mundschleimhaut- und Zahnfleischentzündungen sowie zu Wickeln und Waschungen bei Ekzemen, Frostbeulen und Geschwüren. Aus den Eichen hergestellter Tee wird bei Bettnässen, Blutarmut und abnormer Knochenbrüchigkeit angewendet.

Zubereitung: Rindentee als Abkochung mit 2 Teelöffeln auf 1/4 l Wasser (bei Durchfall kann man auch Rotwein verwenden, der ebenfalls viel Gerbsäure enthält) zur inneren und äußerlichen Anwendung; Eicheltee wird mit 1 Eßlöffel pro Tasse als Aufguß zubereitet und muß 1/2 Stunde ziehen.

Tagesdosis: innerlich 2–3 Tassen Rinden- oder Eicheltee, äußerlich 2- bis 6mal zu Wickeln und Auflagen oder bis zu 8mal als Gurgelwasser.

Enzian

Beschreibung: In den ersten 7 Jahren erkennt man von dieser Pflanze nur eine unscheinbare Blattrosette am Boden; während dieser Zeit entsteht im Boden aber die mächtige, bis 1 m lange Wurzel. Im 8. Jahr erhebt sich daraus der bis 1,5 m hohe, kräftige Stengel, der eiförmige, unten gestielte, nach oben hin stiellose kleinere Blätter trägt. In den Blattachsen erscheinen im Juli und August je 3–10 zu Quirlen angeordnete gelbe Blüten, gekrönt wird die Pflanze von 5–6 kreisförmig angeordneten Blüten.

Enzian wächst hauptsächlich auf Almen bis in 2500 m Höhe und steht unter Naturschutz.

Heilanzeigen: Nur die Wurzel wird zu Heilzwecken verwendet. Sie enthält hauptsächlich verdauungsfördernde Bitterstoffe und hilft bei Appetitmangel, Magen-Darm-Erkrankungen, Übelkeit, Leber-Gallenblasen-Leiden, Schwächezuständen und Blutarmut. Nicht angezeigt ist Enzian bei schweren Magenkrankheiten, Neigung zu Kopfschmerzen und nervöser Reizbarkeit.

Zubereitung: 1 Teelöffel pro Tasse als Aufguß zubereiten oder die gleiche Menge mit 1/4 l Wasser 2–3 Stunden kalt ansetzen.

Tagesdosis: 1–2 Tassen, in mehreren Portionen über den Tag verteilt.

Faulbaum

Beschreibung: Der 3–7 m hohe Strauch wächst an Gebüschen, in Mooren und feuchten Wäldern. Er trägt elliptische, glattrandige Blätter, in deren Achseln im Mai und Juni die grünlichweißen Blüten erscheinen; daraus gehen die anfangs roten, später schwarzen, erbsengroßen Steinfrüchte hervor.

Heilanzeigen: Da die frische Rinde Brechreiz erzeugt, darf sie nur gut abgelagert (mindestens 1 Jahr lang) verwendet werden. Während der Lagerung bilden sich die mild abführenden Hauptwirkstoffe. Man verwendet die Rinde vor allem bei Verstopfung, ergänzend bei Hämorrhoiden und Leber-Gallenblasen-Leiden. Wie alle Abführmittel darf Faulbaumrinde aber nicht ständig eingenommen werden; Schwangere sollten darauf ganz verzichten.

Zubereitung: Abkochung mit 1–2 Teelöffeln Rinde auf 1/4 l Wasser, die vor dem Aufkochen 6 Stunden lang ziehen müssen, Kaltauszug mit 1 Teelöffel Rinde pro Tasse 12 Stunden ansetzen.

Tagesdosis: abends 1 Tasse, bei Bedarf morgens nochmals 1 Tasse; die Tageshöchstdosis von 15 g Rinde darf nicht überschritten werden, sonst kommt es zur Vergiftung mit blutigem Durchfall, Nierenentzündung und Fehlgeburt bei Schwangeren.

Fenchel

Beschreibung: Das Doldengewächs wird 1–2 m hoch und wächst wild auf Wiesen und sonnigen Hügeln. Im 1. Jahr entsteht nur die Wurzel mit schmalen, gefiederten Blättern in Bodennähe; die breiten Blattscheiden schwellen zwiebelähnlich auf und können als Gemüse verwendet werden. Erst im Jahr darauf erhebt sich der kräftige Stengel mit den hellgelben Doldenblüten, aus denen im August und September die Fenchelsamen reifen.

Heilanzeigen: Die Samen wirken verdauungsfördernd, lindern Krämpfe und lösen Verschleimungen der Atemwege. Hauptsächlich verwendet man sie bei Kindern, die unter Appetitmangel, Blähungen, Koliken, Erkältungen mit Bronchialkatarrh oder allgemeiner Nervosität leiden; ferner kann Fenchel, am besten kombiniert mit anderen Kräutern, gegen Leber- und Gallenblasenleiden verabreicht werden.

Zubereitung: Aufguß mit 1 Eßlöffel Samen auf 1/4 l heißes, gerade nicht mehr kochendes Wasser oder die gleiche Menge Milch; Kleinkinder erhalten den Tee mit 1 Teelöffel Samen auf die gleiche Menge Wasser oder Milch.

Tagesdosis: 3 Tassen Tee, Kinder 1–2 Tassen, die bei Verdauungsbeschwerden vor oder nach den Hauptmahlzeiten verabreicht werden; bei akuten Blähungen gibt man in kurzem Abstand hintereinander 2 Tassen.

Gänsefingerkraut

Beschreibung: Das Rosengewächs gedeiht an Bächen, Gräben und auf feuchten Wiesen. Aus seinen Wurzeln sprießen die gezähnten, unten weißlich behaarten Blätter in Büscheln hervor; daraus erheben sich von Mai bis August die kahlen, 15–20 cm hohen Blütenstengel, die große gelbe Blüten tragen. Durch Wurzelausläufer vermehrt sich das Kraut.

Heilanzeigen: Kraut und Wurzeln enthalten vor allem krampflösende Wirkstoffe. Deshalb eignet sich die Heilpflanze, die auch Pfarrer Kneipp sehr schätzte, gut bei Blähungen, Magen-Darm-Koliken. Unterleibskrämpfen, Menstruationsbeschwerden, ergänzend bei Bronchialasthma und Migräne. Äußerlich kann Gänsefingerkraut zum Gurgeln bei Entzündungen des Zahnfleischs, der Mundschleimhaut und des Rachens sowie zu Wickeln bei Hautausschlägen gebraucht werden.

Zubereitung: Aufguß zur inneren und äußeren Anwendung mit 1 Teelöffel pro Tasse herstellen.

Tagesdosis: innerlich 2–3 Tassen, bei akuten Krämpfen, Koliken und Blähungen in kurzem Abstand 2 Tassen; Gurgeln 4- bis 8mal, Wickel 2- bis 4mal.

Goldrute

Beschreibung: Sie wächst als Unkraut an Wegen, Wiesen, auf Lichtungen und in Wäldern. Der Stengel wird bis 1 m hoch und trägt breite, lanzettförmige Blätter. Von Juli bis September erscheinen die goldgelben Blütenähren.

Heilanzeigen: Die harntreibende, entzündungshemmende Pflanze wirkt gut bei Entzündungen der Blase und Nieren, versuchsweise auch bei Nierensteinen; diese

Anwendungsmöglichkeiten müssen aber immer mit dem Fachmann abgesprochen werden. Außerdem kann sie zur entschlackenden Blutreinigungskur gebraucht werden. Äußerlich verwendet man Goldrute zum Wickel bei Hautleiden und als Gurgelwasser bei Hals-Rachen-Entzündungen.

Zubereitung: Abkochung oder Aufguß mit 1 Teelöffel pro Tasse zur innerlichen und äußeren Anwendung.

Tagesdosis: innerlich 3 Tassen; Wickel 2- bis 4mal, Gurgeln 6- bis 8mal.

Holunder

Beschreibung: Der 3–8 m hohe Strauch wächst an Büschen, in Gärten und Wäldern. Seine holzigen Zweige tragen eirunde, gefiederte, oft leicht rötliche Blätter. Im Juni und Juli blüht er mit weißlichgelben Schirmen, aus denen die blauschwarzen Beeren entstehen.

Neben diesem Schwarzen Holunder kennen wir noch den giftigen Roten Holunder mit roten Steinbeeren, der in der Heilkunde keine Rolle spielt.

Heilanzeigen: Blüten, Blätter, Beeren, Rinde und Wurzeln werden zu Heilzwecken verwendet. Der Blütentee eignet sich wegen seiner schweißtreibenden Wirkung besonders bei Erkältungskrankheiten zur Steigerung der Körperabwehr; äußerlich wird er auch zum Gurgeln bei Hals-, Mandel- und Rachenentzündungen verwendet. Blätter und Wurzeln wirken harntreibend und entgiftend bei Blasen-Nieren-Leiden, Wassersucht, Gicht und Rheuma, außerdem kann man sie zur Blutreinigungskur verabreichen. Die Rinde wird seltener gebraucht und muß stets gut abgelagert sein, sonst erzeugt sie Brechreiz; ihre Heilanzeigen entsprechen denen der Blätter. Die getrockneten Beeren eignen sich bei Erkältung, Gicht, Rheuma, Nieren-Blasen-Leiden und zur Blutreinigungskur, Saft aus frischen Beeren verwendet man bei Erkältung, Verdauungsstörungen und versuchsweise bei Nervenschmerzen.

Zubereitung: Blütentee als Aufguß mit 1 Teelöffel pro Tasse; Blätter-, Rinden- und Wurzeltee als Abkochung mit 1 Teelöffel pro Tasse; Trockenbeeren mit 1 Teelöffel pro Tasse über Nacht kalt ansetzen und morgens kurz aufkochen; Saft aus frischen Beeren in fertiger Zubereitung verwenden oder in haushaltsüblicher Weise herstellen.

Tagesdosis: alle Tees grundsätzlich 3 Tassen, bei akuter Erkältung sofort 2 Tassen Blütentee, danach 4–5 Tassen bis zur Heilung. Gurgeltee 6- bis 8mal; vom Saft nimmt man 3–5 Eßlöffel ein.

Hopfen

Beschreibung: Die Brauereipflanze, bekannt vor allem zur Bierherstellung, wird meist angebaut. Ihre bis 6 m langen Ranken klammern sich mit steifen Borsten an Hopfenstangen fest, die Wildpflanze findet an Hecken und Zäunen Halt. An den Ranken sitzen handförmige, gezähnte Blätter. Ab Juni bis September erscheinen gelblichweiße, würzig duftende Blüten, die getrennt nach männlich und weiblich auf verschiedenen Pflanzen entstehen. Aus ihnen gehen die geschuppten Hopfenzapfen hervor.

Heilanzeigen: Weibliche Blüten und Schuppen der Zapfen enthalten beruhigende Stoffe und hormonartige Substanzen, die den weiblichen Östrogenen ähneln. Hauptsächlich wendet man sie bei Nervosität, Schlafstörungen und versuchsweise bei Beschwerden während der Menstruation und Wechseljahre an. Äußerlich können Hopfensalben zur Behandlung von Geschwüren und Wunden genutzt werden.

Überdosierung führt zur »Hopfenpflückerkrankheit«, einer Vergiftung mit Schläfrigkeit und Menstruationsstörungen.

Zubereitung: Aufguß mit 1 Teelöffel pro Tasse zur inneren Anwendung, äußerlich nur die fertigen Salben.

Tagesdosis: morgens und mittags je 1 Tasse, abends 1–2 Tassen; am besten wirkt Hopfen kombiniert mit Baldrian.

Huflattich

Beschreibung: Das bis zu 30 cm hohe Gewächs blüht im März und April mit goldgelben Korbblüten, die an filzigen Stengeln sitzen. Erst danach erscheinen die langgestielten, hufeisenförmigen, unten weißlich-filzigen Blätter.

Heilanzeigen: Huflattich eignet sich besonders gut bei Bronchialkatarrhen, Husten und Heiserkeit. Außerdem gebraucht man ihn zum Gurgeln bei Mund-, Zahnfleisch-, Hals- und Rachenentzündungen. Dazu eignen sich die Blüten und Blätter.

Zubereitung: innerlich Abkochung mit 1 Eßlöffel pro Tasse, äußerlich als Gurgelwasser Aufguß mit 1 Teelöffel pro Tasse.

Tagesdosis: innerlich 3 Tassen, am besten mit Honig gesüßt, Gurgeln 6- bis 8mal.

Johanniskraut

Beschreibung: Das Hartheugewächs, das auf Wiesen, Äckern, an Waldrändern und auf sonnigen Hügeln wächst, wird bis zu 50 cm hoch. Seine kleinen Zweige tragen ovale Blätter, in denen man viele kleine »Stiche« erkennt, wenn man sie gegen das Licht hebt. Aus den Blattachsen im oberen Teil der Pflanze sprießen von Juli bis September die goldgelben Blüten, aus denen beim Zerreiben eine rötliche Substanz austritt.

Heilanzeigen: Das Kraut eignet sich gut als Ersatz für chemische Psychopharmaka. Hauptsächlich gebraucht man das blühende Kraut gegen leichte bis mittelschwere Depressionen, bei Schlafstörungen, Nervosität und seelisch-nervösen Funktionsstörungen innerer Organe. Das Öl kann äußerlich zu Einreibungen bei Gelenkschmerzen, Gicht, Hexenschuß, Verrenkungen, Verbrennungen, Sonnenbrand und Wunden genutzt werden.

Während der Behandlung dürfen keine Sonnenbäder oder UV-Bestrahlungen durchgeführt werden, sonst kann es bei empfindlichen Menschen zu lichtallergischen Reaktionen kommen.

Zubereitung: Öl kauft man fertig; Tee wird als Aufguß mit 1 Teelöffel pro Tasse oder als Abkochung mit 1 Eßlöffel pro Tasse hergestellt.

Tagesdosis: innerlich 3 Tassen; Öl nach Gebrauchsanweisung zur Einreibung, im allgemeinen 3- bis 4mal.

Kamille

Beschreibung: Sie gehört zu unseren bekanntesten, vielseitigsten Heilpflanzen. Am 15–35 cm hohen Stengel sitzen die gefiederten Blätter, die kammartig von der Mittelrippe abgehen. Ab Mai bis August blüht die Kamille mit goldgelben Köpfchen, die ein Kranz weißer Blättchen umgibt.

Heilanzeigen: Die Blüten zeichnen sich vor allem durch ihre entzündungshemmende Wirkung aus und können deshalb zur Grundbehandlung bei vielen Katarrhen empfohlen werden: außerdem wirken sie auch noch krampf- und koliklindernd.

Innerlich wendet man Kamillen bei Magen-Darm-Katarrhen und Magengeschwüren, Blähungen, Koliken und Blasenentzündungen an. Waschungen, Auflagen und Wickel eignen sich bei Hautentzündungen, Hauteiterungen und Geschwüren, zum Gurgeln gebraucht man den Tee bei Mundschleimhaut-, Zahnfleisch-, Hals- und Rachenentzündungen, als Inhalationslösung bei Schnupfen und Nebenhöhlenentzündungen. Schließlich kann man fertige Badezusätze auch noch zu warmen Sitzbädern (bis zur Nierengegend) bei Hämorrhoiden, Menstruationsstörungen und krampfartigen Beschwerden im Unterleib durchführen.

Wenig bekannt ist, daß die Kamille bei Überdosierung oder zu langem Gebrauch zu Kopf-, Nervenschmerzen, Husten, Schnupfen, Heiserkeit, Magen-Darm-Störungen, Entzündungen der Augen, Menstruationsstörungen, in schweren Fällen sogar zu Geistesstörungen führen kann. Deshalb eignet sich der Tee nie zum dauernden Gebrauch, sondern nur zu Heilzwecken.

Zubereitung: innerlich als Aufguß mit 1–2 Teelöffeln pro Tasse Wasser, zu Auflagen, Wickeln, Waschungen, als Gurgelwasser und zum Inhalieren Aufguß mit 2 Eßlöffeln auf 1/4 l Wasser.

Tagesdosis: innerlich 3 Tassen; Auflagen, Wickel und Waschungen 2- bis 4mal, Gurgeln 6- bis 8mal, Inhalation 1- bis 3mal; Bäder wendet man wöchentlich 2- bis 7mal an.

Knoblauch

Beschreibung: Das Liliengewächs wird bis zu 70 cm hoch. Aus seiner Zwiebel erheben sich die langen, schmalen, grünen Blätter, im Juli und August blüht die Pflanze weiß.

Heilanzeigen: In der Pflanzenheilkunde gewinnt die Zwiebel heute immer mehr an Bedeutung, weil sie vor allem bei den verbreiteten Herz-Gefäß-Zivilisationskrankheiten gut hilft. Insbesondere Arterienverkalkung und hoher Blutdruck gehören zu den wichtigsten Anwendungsgebieten. Wegen der antibiotischen Wirkstoffe kann Knoblauch außerdem bei Bronchitis und Infektionen der Verdauungsorgane mit gutem Erfolg verwendet werden. Schließlich empfiehlt er sich noch bei Appetitmangel, Verdauungsschwäche und zur allgemeinen Kräftigung und Leistungssteigerung vor allem bei älteren Menschen.

Zubereitung: Knoblauch wird am besten frisch ausgepreßt als Gewürz verwendet, das man zum Beispiel mit Quark vermischt als Brotaufstrich gebrauchen kann. Tee stellt man als Kaltauszug mit 5–6 zerquetschten Zehen auf 1/8 l Wasser her, der 8 Stunden ziehen muß (bei Erhitzung gehen wertvolle Wirkstoffe verloren).

Wer den intensiven Geruch des Knoblauchs nicht mag, kann auch fertige Arzneimittel verwenden, bei denen die Geruchsstoffe entfernt wurden.

Tagesdosis: als Gewürz und Brotaufstrich täglich mindestens 2 Zehen, die man gut zerkaut oder frisch ausgequetscht verwendet; Kaltauszug 1/8-1/4 l täglich, der mit Honig gesüßt werden kann; fertige Zubereitungen nach Gebrauchsanweisung.

Kümmel

Beschreibung: Das Doldengewächs wird meist angebaut, kommt aber auch wild auf feuchten Böden vor. Im 1. Jahr des Wachstums sprießen aus der möhrenähnlichen Wurzel nur die bodennahen, gefiederten, schmalen Blätter. Im nächsten Jahr erheben sich daraus die Stengel mit den quirlförmig angeordneten, gefiederten, schmalen Blättern. Im Mai und Juni erscheinen die weißen Blütendolden, aus denen die längsgerippten Früchte hervorgehen.

Heilanzeigen: Kümmel wird gerne als Gewürz zu blähenden Speisen und Backwaren verwendet. In der Heilkunde schätzt man ihn bei Blähungen und Koliken der Verdauungsorgane, Unterleibskrämpfen und bei allgemeiner Verdauungsschwäche.

Zubereitung: Aufguß mit 3 Teelöffeln zerstoßener Kümmelfrüchte pro Tasse Wasser oder Abkochung mit 1 Teelöffel auf 1 Tasse Milch (wirkt besser bei Blähungen).

Tagesdosis: als Gewürz nach Belieben, bei Verdauungsschwäche 1 Tasse nach jeder Hauptmahlzeit, bei akuten Blähungen in kurzen Abständen 2 Tassen.

Lavendel

Beschreibung: Die Stauden wachsen in Gärten, Anlagen, Parks und an der Südseite von Hängen. An den buschig verzweigten Stengeln tragen sie bläulichgrüne, nadelartige Blätter. Ab Juli bis September erscheinen die blaßblauen, angenehm duftenden Blütenähren.

Heilanzeigen: Die Blüten wirken beruhigend und krampflindernd, regen Appetit, Verdauung und Stoffwechsel an und treiben Blähungen aus. Äußerlich gebraucht man das fertige Öl zur Einreibung bei Rheuma, Bluterguß, Quetschungen, Verrenkungen und Verstauchungen.

Zubereitung: Öl in fertiger Zubereitung; Aufguß mit 1 Teelöffel pro Tasse.

Tagesdosis: Öl nach Gebrauchsanweisung, Tee 3 Tassen, bei Verdauungsbeschwerden am besten vor oder nach den Hauptmahlzeiten.

Linde

Beschreibung: Der bis zu 25 m hohe und 5,5 m dicke Baum kommt als Sommer- und Winterlinde in ganz Europa an Wegen, Straßen, Plätzen, in Parks und Mischwäldern vor. Er trägt herzförmige, gezähnte, unten bläulichgrüne Blätter, die bei der Winterlinde kleiner sind. Die Sommerlinde blüht Ende Juni bis Anfang Juli, die Winterlinde etwa 2 Wochen später mit gelblichgrünen Dolden, aus denen die geflügelten, birnenförmigen kleinen Früchte hervorgehen.

Heilanzeigen: Die schweißtreibenden und schleimhaltigen Wirkstoffe empfehlen Lindenblüten vor allem bei Erkältungskrankheiten, Husten und Verschleimung der Atemwege. Außerdem kann man sie bei Blühungen, Magen-Darm- und Blasenkatarrh sowie bei Krämpfen im Bauchraum anwenden. Neuerdings diskutiert man, ob Lindenblüten auch bei Arterienverkalkung wirksam sind; vielleicht lohnt sich ein Versuch. Fertige Lindenholzkohle aus der Apotheke wird bei Blähungen, Darminfektionen und manchen Vergiftungen gebraucht.

Zubereitung: Lindenholzkohle als Fertigarzneimittel; Aufguß mit 1 Teelöffel pro Tasse.

Tagesdosis: Kohle nach Gebrauchsanweisung, Tee 3–5 Tassen; bei akut beginnender Erkältung sofort 2 Tassen nacheinander.

Löwenzahn

Beschreibung: Das Unkraut wächst auf Wiesen, Feldern, in Gärten und an Böschungen. Der bis 30 cm hohe Stengel trägt lange, lanzettförmige, meist unregelmäßig tief eingeschnittene, manchmal ungeteilte Blätter. Von April bis Oktober erscheinen die großen, goldgelben Blütenkörbe, aus denen die weißlichen Kugeln gefiederter Samen hervorgehen, die vom Wind verbreitet werden. Alle Pflanzenteile enthalten einen bitteren Milchsaft.

Heilanzeigen: Die Blätter, seltener auch die Wurzeln, verwendet man wegen ihrer stark entgiftenden, harntreibenden, blutreinigenden Wirkung zur Entschlackung im Frühjahr und/oder Herbst, bei Gicht, Rheuma, Nieren-Blasen-Leiden und unreiner Haut; mit Erlaubnis des Fachmanns kann man durch den Tee auch kleine Nierensteine auf natürlichem Weg austreiben. Außerdem wirkt Löwenzahn anregend bei Leber- und Gallenblasenschwäche.

Zubereitung: Aufguß mit 1 Teelöffel pro Tasse, der kurmäßig 4–6 Wochen lang verabreicht wird; Saft gebraucht man in fertiger Zubereitung, außerdem können die Blätter zu Salaten verwendet werden.

Tagesdosis: Saft nach Gebrauchsanweisung mit Wasser verdünnt, Salat nach Belieben (mindestens 1mal täglich), Tee 3 Tassen.

Melisse

Beschreibung: Die Heilpflanze, deren Nektar von den Bienen bevorzugt wird, trägt gekerbte, gesägte Blätter, die angenehm zitronenähnlich duften. Im Hochsommer erscheinen die weißen oder rötlichen, zum Quirl angeordneten Blüten.

Heilanzeigen: Die Blätter enthalten beruhigende, schlaffördernde, blähungstreibende und krampflösende Wirkstoffe und werden vorwiegend bei Nervosität, Schlafstörungen, Menstruationsbeschwerden, Blähungen, Magen-Darm-Koliken, Unterleibskrämpfen und Kopfschmerzen angewendet. Äußerlich bewährt sich das Öl oder die alkoholische Zubereitung zur Einreibung von Rheuma, Nervenschmerzen, Bluterguß, Quetschung, Verrenkung und Verstauchung.

Zubereitung: Öl und alkoholische Arzneimittel in fertiger Zubereitung vorwiegend äußerlich; Tee als Aufguß mit 1 Teelöffel pro Tasse oder als Kaltauszug mit 2 Eßlöffeln auf 1/4 l Wasser, der 8 Stunden ziehen muß.

Tagesdosis: Fertigarzneimittel nach Gebrauchsanweisung, Tee 3 Tassen, bei Schlafstörungen abends 2 Tassen.

Pfefferminze

Beschreibung: Die altbewährte Heilpflanze wächst vor allem an feuchten, hellen Stellen. Sie wird 70–110 cm hoch und trägt längliche, am Rand gezähnte, leicht behaarte Blätter. Ab Juni bis August erscheinen die hellvioletten Blütenkegel.

Heilanzeigen: Die Blätter enthalten Bitter-, Gerbstoffe und ätherische Öle, unter anderem das bekannte Menthol. Sie wirken mild desinfizierend, beruhigend, schmerz- und krampflindernd und blähungstreibend, außerdem sollen sie die geistige Leistungsfähigkeit verbessern. Hauptanzeigen sind Magen-Darm-Katarrhe und -Koliken, Gallenblasenschwäche, Stoffwechselanregung, Menstruationsbeschwerden und Unterleibs-

krämpfe, ferner auch Sodbrennen, das durch übermäßige Produktion von Magensäure entsteht.

Äußerlich verwendet man das farblose bis gelblichblas-
se Öl (am besten japanisches) zu Einreibungen bei
Kopf-, Nervenschmerzen, Quetschungen, Verrenkungen, Verstauchungen und Rheuma.

Länger als 2–3 Wochen darf Pfefferminze nicht ununter-
terbrochen eingenommen werden, sonst kommt es zur
Reizung der Schleimhaut im Magen-Darm-Kanal; nur
nach Verordnung nimmt man den Tee bei Magensäu-
reüberschuß auch längere Zeit ein.

Zubereitung: Öl als fertiges Arzneimittel, Aufguß mit 1
Teelöffel pro Tasse.

Tagesdosis: Öl zur Einreibung nach Gebrauchsanweisung, Tee 3 Tassen.

Rosmarin

Beschreibung: Die buschige Heilpflanze wird bis zu 1,5 m
hoch. Ihre Zweige tragen immergrüne, nadelartige Blätter, die unten weißlich, oben dunkelgrün sind. Ab April
bis Juni blüht sie mit blaßvioletten oder hellblauen,
kampferähnlich duftenden Blüten.

Heilpflanzen: Die Blätter wirken vor allem auf die Spannung der Arterienwände, können also zu niedrigen
Blutdruck normalisieren und Hochdruck schonend
senken. Außerdem wird die Pflanze zur allgemeinen
Anregung, bei Appetitmangel, Blähungen und Stoff-
wechselträgheit empfohlen. Äußerlich gebraucht man
das fertige Öl zur Einreibung bei Rheuma.

Rosmarin darf wegen der anregenden Wirkung nie am
späten Nachmittag oder abends verwendet werden,
sonst kann er den Schlaf stören.

Zubereitung: Öl und Salben in Form fertiger Arzneimittel, Tee zur inneren Anwendung als Aufguß mit 1 Teelöffel pro Tasse.

Tagesdosis: Öle und Salben zur Einreibung nach Gebrauchsanweisung, Tee 2–3 Tassen bis zum Nachmittag.

Salbei

Beschreibung: Die Heil- und Gewürzpflanze wird bei uns meist angebaut. Ihr kräftiger, unten verholzter Stengel erreicht 50–100 cm Höhe und trägt die lanzettförmigen, am Rand gesägten, runzeligen Blätter. Im Juli und August erscheinen die weißen, hellblauen oder hellvioletten Blüten.

Heilanzeigen: Salbeiblätter enthalten vor allem Gerb- und Bitterstoffe. Innerlich gibt man sie bei Magen-Darm-Katarrhen, Leberleiden, Erkältung, Bronchialkatarrh und wegen der stabilisierenden Wirkung auf das Nervensystem vor allem auch bei nervöser Schwäche mit übermäßigem Schwitzen. Äußerlich gurgelt man mit Salbei gegen Mundschleimhaut-, Zahnfleisch-, Rachen- und Mandelentzündungen.

Zubereitung: Aufguß zum innerlichen und äußeren Gebrauch mit 2 Teelöffeln pro Tasse.

Tagesdosis: innerlich 3 Tassen, bei nervösem Schwitzen kurmäßig über mehrere Wochen bis Monate; Gurgeln 6- bis 8mal.

Schafgarbe

Beschreibung: Die bekannte Heilpflanze wächst auf Wiesen, Feldern, an Wegen, Hängen und Dämmen. Der Stengel wird 25–70 cm hoch und trägt hellgrüne, gefiederte Blätter. Ab Juni bis September erscheinen die weißen oder hellrosa Blütendolden, die zu einer Krone angeordnet sind.

Heilanzeigen: Das Kraut enthält Bitter-, Gerbstoffe und (wie Kamillen) das entzündungshemmende Azulen. Man verwendet es hauptsächlich bei Magen-Darm-Katarrhen und -Koliken, Appetitmangel, Leber-Gallenblasen-Leiden, verschiedenen Stoffwechselstörungen, Blasen-Nieren-Erkrankungen, Menstruationsbeschwerden und Unterleibskrämpfen. Äußerlich werden Wickel mit Schafgarbentee bei Nervenschmerzen, Rheuma und Gicht empfohlen.

Zubereitung: innerlich Aufguß mit 2 Teelöffeln pro Tasse, äußerlich Aufguß mit 2 Eßlöffeln auf 1/4 l Wasser.

Tagesdosis: innerlich 3 Tassen, Wickel 2- bis 4mal täglich.

Spitzwegerich

Beschreibung: Aus einer bodennahen Rosette lanzettförmiger, glattrandiger Blätter erheben sich die kahlen Stengel bis zu 50 cm hoch. Sie tragen ab Mai bis September die gelblich-weißen, zur Ähre angeordneten Blüten.

Neben dem Spitzwegerich kennen wir noch den verwandten Breitwegerich, dessen Blätter breiter sind; er wirkt aber nicht so gut.

Heilanzeigen: Die Blätter enthalten unter anderem Gerb- und Schleimstoffe. Deshalb wird Spitzwegerich vor allem bei Husten, Heiserkeit, Bronchitis, Magen-Darm-Katarrhen und ergänzend bei Nieren-Blasen-Leiden verwendet. Als Gurgelwasser gebraucht man ihn gegen Mandel-, Rachen- und Kehlkopfentzündungen. Wickel helfen bei Ekzemen, Ausschlägen und schlecht heilenden Wunden.

Zubereitung: Aufguß mit 1 Teelöffel pro Tasse innerlich und äußerlich, bei Erkrankungen der Atemwege mit Honig gesüßt.

Tagesdosis: innerlich 3 Tassen, Gurgeln 6- bis 8mal, Wickel 2- bis 4mal.

Tausendgüldenkraut

Beschreibung: Das Enziangewächs wird 20-40 cm hoch. Aus seiner bodennahen Rosette eiförmiger, glattrandiger Blätter erhebt sich der Stengel mit den kleineren, schmalen, vorne spitzen Blättchen. Ab Juni bis Oktober erscheinen die hellroten Blütenrispen.

Heilanzeigen: Der Gehalt an Bitterstoffen empfiehlt das blühende Kraut vor allem bei Verdauungsschwäche, Appetitmangel, Sodbrennen, Übelkeit, Magenschleimhautentzündung und Leber-Gallenblasen-Erkrankungen, ergänzend auch bei Blutarmut. Äußerlich können Wickel bei verschiedenen Hautleiden angewendet werden.

Zubereitung: Aufguß mit 1 Teelöffel pro Tasse, Kaltauszug mit der gleichen Menge 8-10 Stunden ziehen lassen; beide Zubereitungen eignen sich innerlich und äußerlich.

Tagesdosis: innerlich 3 Tassen zu den Mahlzeiten, Wickel 2- bis 4mal.

Thymian

Beschreibung: Die nur 10-20 cm hohen, anspruchslosen Halbsträucher tragen eiförmige, glattrandige Blätter, die stets paarweise an den Stengeln angeordnet sind. Ab Mai bis September blüht die Pflanze mit rosaroten, angenehm duftenden Lippenblüten.

Heilanzeigen: Das Kraut enthält Gerb-, Bitterstoffe und stark desinfizierende ätherische Öle. Deshalb verwendet man Thymian vor allem bei Entzündungen des Magen-Darm-Kanals oder als Zusatz zum Inhalieren gegen Schnupfen und andere Entzündungen der Atemwege. Wegen der krampflösenden Wirkung kann man ihn aber auch bei Koliken der Verdauungs- und Unterleibsorgane anwenden. Schließlich eignet sich Thymian auch noch bei Verdauungsschwäche und Appetitmangel. Äußerlich wendet man Waschungen und Wickel mit Thymian bei Erfrierungen, Frostbeulen und Hautentzündungen an.

Zubereitung: innerlich Aufguß mit 1 Teelöffel pro Tasse, äußerlich Abkochung mit 3 Teelöffeln auf 1/4 l Wasser; zum Inhalieren fügt man dem Kamillentee 5-10 Tropfen Thymianöl oder -tinktur zu.

Tagesdosis: innerlich 2-4 Tassen, Auflagen und Wickel 2- bis 4mal, Waschungen bis zu 8mal, Inhalationen 1- bis 3mal.

Wacholder

Beschreibung: Das strauch- oder baumartige Zypressengewächs wird bis zu 12 m hoch. An seinen Zweigen sitzen die spitzen Nadeln immer zu dritt. Ab April bis Juni blüht das Gewächs grünlichgelb; aus den weiblichen Blüten entstehen die fleischigen, im 1. Jahr grünlichen, im 2. Jahr blauschwarzen Beeren.

Heilanzeigen: Wacholderbeeren verwendet man wegen ihrer harntreibenden, entgiftenden Wirkung vor allem zur Blutreinigungskur, bei Wassersucht, Gicht und Rheuma; unter den rheumatischen Krankheiten sind vor allem die Abnutzungserscheinungen der Gelenke als wichtige Anwendungsgebiete hervorzuheben, weil Wacholder den Gelenkstoffwechsel verbessert. Auch bei Blasen- und Nierenleiden kann Wacholder angezeigt sein, allerdings nur nach fachmännischer Verordnung, denn es kann auch zu ernsten Nierenreizungen als Nebenwirkung kommen. Ferner bewähren sich die Beeren bei Sodbrennen, Blähungen, Verdauungsschwäche, Appetitmangel und Leberleiden zur ergänzenden Behandlung.

Sofern der Therapeut nicht ausdrücklich etwas anderes verordnet, darf eine Wacholderkur auch von Nierengesunden niemals länger als 4-6 Wochen ununterbrochen durchgeführt werden, um Nierenschäden zu vermeiden.

Zubereitung: Abkochung mit 1 Teelöffel Beeren pro Tasse oder einfach getrocknete Beeren gut kauen.

Tagesdosis: Tee 3-4 Tassen, Trockenbeeren 7-10 Stück; die kurmäßige Einnahme über 4-6 Wochen empfiehlt sich vor allem zur Blutreinigungskur.

Weißdorn

Beschreibung: Der Baum oder Strauch wird bis zu 3 m hoch. Seine dornigen Zweige tragen dreilappige, gesägte Blätter. Im Mai und Juni erscheinen die weißen oder rosa Blütendolden, aus denen später die länglichen roten, gelben oder schwarzen Beeren hervorgehen.

Heilanzeigen: Blätter, Blüten und Beeren enthalten Stoffe, die Herz und Gefäße günstig beeinflussen. Hauptsächlich empfehlen sie sich bei leichteren Formen der Herzschwäche (vor allem im Alter) und als Ergänzung der Behandlung mit Fingerhut. Darüber hinaus wird die Arterienverkalkung mit ihren Symptomen gelindert, erhöhter Blutdruck schonend normalisiert, und nervöse Herzbeschwerden lassen allmählich nach.

Ob Weißdorn zur Behandlung von Herz-, Gefäß- und

Blutdruckstörungen ausreicht oder durch andere Medikamente ergänzt werden muß, bespricht man immer mit dem Therapeuten.

Zubereitung: Aufguß mit 1 Eßlöffel pro Tasse.

Tagesdosis: 2-3 Tassen zur Vorbeugung, bei Herz-Gefäß-Krankheiten und Bluthochdruck bis zu 4 Tassen; Langzeitanwendung ist zu empfehlen und gefahrlos möglich.

Wermut

Beschreibung: Der Halbstrauch wird bis zu 1,5 m hoch. An seinen Zweigen sitzen längliche, gefiederte, grünlichsilbrige oder grauweißliche, filzige Blätter. Ab Juni bis September blüht der Wermut mit gelben Rispen.

Heilanzeigen: Das Kraut enthält ätherische Öle mit verdauungsfördernden Bitterstoffen, Gerbstoffe und das entzündungshemmende Azulen (wie Kamillen). Vorwiegend gebraucht man es deshalb bei Appetitmangel, Blähungen, Sodbrennen, Verdauungsschwäche, Leber- und Gallenblasenleiden, versuchsweise auch bei zu schwacher Menstruation.

In Überdosis führt Wermut zu Nierenreizungen und Krämpfen als Zeichen einer schlimmstenfalls tödlichen Vergiftung, deshalb muß er genau in der vorgeschriebenen Dosis verabreicht werden.

Zubereitung: Aufguß mit 1 Teelöffel pro Tasse; oft sind fertige Tinkturen und Weine vorzuziehen.

Tagesdosis: 1-2 Tassen, in mehreren Portionen über den Tag verteilt; Tinktur und Wein genau nach Gebrauchsanweisung.

Auswahl fertiger Kräuter-
tees für den Hausgebrauch

Wer die Mühe scheut, einen Tee nach den Rezepten dieses Buchs selbst zusammenzustellen, findet in Apotheken, Reform- und Kräuterhäusern zahlreiche fertige Teemischungen. Die folgende Auswahl beruht auf den praktischen Erfahrungen des Autors und erhebt keinen Anspruch auf Vollständigkeit; es gibt zu viele Fertigtees (teils lose, zum geringen Teil in Filterbeuteln), als daß sie hier alle aufgeführt werden könnten.

Die Tees wurden mit ihren Handelsnamen in alphabetischer Reihenfolge aufgelistet. Die zum Teil gekürzten Angaben zur Zusammensetzung und zu den Heilanzeigen ergibt sich aus den Angaben der Hersteller. Wenn in der Gebrauchsanweisung der Tees nichts anderes angegeben wird, nimmt man täglich 3- bis 4mal je 1 Tasse schluckweise warm ein.

Abführtee
(Hermes-Arzneimittel, Großhesselohe)

Zusammensetzung: Sennesblätter und Sennesschoten.
Heilanzeigen: milde Darmanregung bei Verstopfung.
Gegenanzeigen und Nebenwirkungen: nicht anwenden bei Darmverengung, Darmverschluß, Darmblutungen, während der Schwangerschaft und Stillzeit, bei schwe-

ren Störungen des Wasser- und Mineralhaushalts; bei längerem Gebrauch drohen Wasser- und Mineral- (vor allem Kalium-)verluste, durch Kaliumverlust wird die Wirkung von Herzglykosiden unerwünscht verstärkt.
Zubereitung und Dosierung nach Gebrauchsanweisung.

Abführtee »Galama«
(H. Folkerts GmbH, Grünwald)

Zusammensetzung: Sennes-, Birkenblätter, Brennesselkraut, Hibiskusblüten, Wacholderbeeren, Apfeltrester.
Heilanzeigen, Gegenanzeigen, Nebenwirkungen: wie Hermes-Abführtee.
Zubereitung und Dosierung nach Gebrauchsanweisung.

anguraté-Magentee
(Alsitan GmbH, Greifenberg)

Zusammensetzung: Mentzelia cordifolia Dombey, eine peruanische Heilpflanze.
Heilanzeigen: Magen-Darm-Entzündungen, nervöse Magenbeschwerden und Verdauungsstörungen, Magendrücken, Völlegefühl, Sodbrennen, Magenreizung nach Alkoholmißbrauch.
Zubereitung und Dosierung nach Gebrauchsanweisung.

Antidiabeticum-Tee
(Hevert-Arzneimittel, Sobernheim)

Zusammensetzung: Jambulrinde, Kornblumen-, Ringelblumenblüten, Boldo-, Heidelbeerblätter, Petersiliensa-

men, Bohnenschalen, Benedikten-, Geißrauten-, Schachtelhalmkraut und andere Heilpflanzen.
Heilanzeigen: Anregung der Bauchspeicheldrüse, ergänzende Behandlung bei Zuckerkrankheit (Arzt fragen!).
Zubereitung und Dosierung nach Gebrauchsanweisung.

Arterio-Tee
(Dr. Schock u. Co. Nachf., Bad Wörishofen)

Zusammensetzung: Johanniskraut, Mistel, Ackerschachtelhalm, Schafgarbe, Holunder und andere Heilpflanzen.
Heilanzeigen: Arterienverkalkung, Bluthochdruck.
Zubereitung und Dosierung nach Gebrauchsanweisung.

Arthritistee
(Fides GmbH, Baden-Baden)

Zusammensetzung: Birke, Schöllkraut, Guajakholz, Enzian, Weidenrinde und andere Heilpflanzen.
Heilanzeigen: Gicht, Gelenk- und Muskelrheuma.
Zubereitung und Dosierung nach Gebrauchsanweisung.

Asthmatee
(Medipharma-Saar, Saarbrücken)

Zusammensetzung: Alant, Eukalyptus, Isländisch Moos, Salbei, Huflattich, Spitzwegerich, Eibisch und andere Heilpflanzen.
Heilanzeigen: ergänzende Asthmabehandlung zwischen

und während der Anfälle; Entzündung und Verschleimung der Atemwege.
Zubereitung und Dosierung nach Gebrauchsanweisung.

Bad Bertricher Spezialtee
(Fides GmbH, Baden-Baden)

Zusammensetzung: Ackerschachtelhalm, Spitzwegerich, Isländisch Moos und andere Heilpflanzen.
Heilanzeigen: Magenreizung, Verstopfung, Anregung der Harnausscheidung.
Zubereitung und Dosierung nach Gebrauchsanweisung.

Bettnässertee
(Medipharma-Saar, Saarbrücken)

Zusammensetzung: Ackerschachtelhalm, Goldrute, Gänsefingerkraut, Johanniskraut und andere Heilpflanzen.
Heilanzeigen: Regulierung der Blasen-Nieren-Funktionen, Bettnässen, ergänzend bei Blasenentzündungen.
Zubereitung und Dosierung nach Gebrauchsanweisung.

Biosanum-Rheumatee
(Bindergaß-Apotheke, Nürnberg)

Zusammensetzung: Goldrute, Teufelskralle und andere Heilpflanzen.
Heilanzeigen: Entzündungen und rheumatische Erkrankungen der Gelenke, Gelenkabnutzung.
Zubereitung und Dosierung nach Gebrauchsanweisung.

Blasen-Nieren-Tee
(Hevert-Arzneimittel, Sobernheim)

Zusammensetzung: Kornblumen-, Lindenblüten, Javatee, Brennesseln, Birke, Bohnenschalen, Hauhechel und andere Heilpflanzen.

Heilanzeigen: ergänzend bei Entzündungen und Verkrampfungen der Blase, Harnwege und des Nierenbeckens, Nierensteinleiden.

Zubereitung und Dosierung nach Gebrauchsanweisung.

Blutkreislauftee »Galama«
(H. Folkerts GmbH, Grünwald)

Zusammensetzung: Faulbaumrinde, Arnika, Rosmarin, Kümmel, Weißdorn, Herzgespann und andere Heilpflanzen.

Heilanzeigen: Kreislaufanregung, Entschlackung.

Hinweis: Wegen des Gehalts an abführender Faulbaumrinde nicht dauernd einnehmen.

Zubereitung und Dosierung nach Gebrauchsanweisung.

Blutreinigungstee
(Hevert-Arzneimittel, Sobernheim)

Zusammensetzung: Faulbaumrinde, Kornblumen-, Ringelblumenblüten, Birken-, Sennes-, Walnußblätter, Brennessel, Fenchel, Bohnenschalen, Löwenzahn und andere Heilpflanzen.

Heilanzeigen: Blutreinigungskur im Frühjahr und Herbst, ergänzend bei Hautkrankheiten, Blähungen und Verstopfung.

Hinweis: Wegen des Gehalts an abführenden Pflanzen nicht dauernd einnehmen.
Zubereitung und Dosierung nach Gebrauchsanweisung.

Blutreinigungstee »Galama«
(H. Folkerts GmbH, Grünwald)

Zusammensetzung: Kamille, Holunder, Birken-, Walnußblätter, Fenchel, Brennessel, Senna und andere Heilpflanzen.
Heilanzeigen und Hinweis: wie Hevert Blutreinigungstee.
Zubereitung und Dosierung nach Gebrauchsanweisung.

Bronchialtee
(Hermes-Arzneimittel, Großhesselohe)

Zusammensetzung: Anis, Fenchel, Salbei, Huflattich, Eibisch, Efeu, Thymian und andere Heilpflanzen.
Heilanzeigen: Erkältung mit Heiserkeit und Husten, ergänzend bei Bronchitis.
Zubereitung und Dosierung nach Gebrauchsanweisung.

Bronchial- und Hustentee »Galama«
(H. Folkerts GmbH, Grünwald)

Zusammensetzung: Malven-, Orangen-, Saflor-, Holunderblüten, Eibisch, Huflattich, Isländisch Moos, Thymian und andere Heilpflanzen.
Heilanzeigen: wie Hermes-Bronchialtee.
Zubereitung und Dosierung nach Gebrauchsanweisung.

Brust-Husten-Tee
(Hevert-Arzneimittel, Sobernheim)

Zusammensetzung: Ringelblumen-, Kornblumenblüten, Königskerze, Eibisch, Huflattich und andere Heilpflanzen.
Heilanzeigen: Reizung und Entzündung der Luftröhre und Bronchien.
Zubereitung und Dosierung nach Gebrauchsanweisung.

Cordial-Tee
(Dr. Schock u. Co. Nachf., Bad Wörishofen)

Zusammensetzung: Herzgespann, Melisse, Johanniskraut, Benediktenkraut und andere Heilpflanzen.
Heilanzeigen: nervöse Herzbeschwerden, leichte Herzschwäche.
Zubereitung und Dosierung nach Gebrauchsanweisung.

Diabetikertee
(Medipharma-Saar, Saarbrücken)

Zusammensetzung: Bohnenschalen, Birke, Brennessel, Boldo-, Löwenzahnblätter und andere Heilpflanzen.
Heilanzeigen: ergänzend bei Zuckerkrankheit (Arzt fragen!).
Zubereitung und Dosierung nach Gebrauchsanweisung.

Entwässerungstee
(Hevert-Arzneimittel, Sobernheim)

Zusammensetzung: Meerzwiebel, Kornblumen-, Ringelblumenblüten, Birke, Hauhechel, Löwenzahn, Rosmarin, Spargelwurzel und andere Heilpflanzen.
Heilanzeigen: Anregung der Harnausscheidung, zu hohe Harnsäurewerte, Wassersucht, Übergewicht.
Zubereitung und Dosierung nach Gebrauchsanweisung.

Erkältungstee
(Medipharma-Saar, Saarbrücken)

Zusammensetzung: Eibisch, Huflattich, Isländisch Moos, Spitzwegerich und andere Heilpflanzen.
Heilanzeigen: schweißtreibend, schleimlösend und abwehrsteigernd bei Erkältungskrankheiten mit Schnupfen, Husten und Heiserkeit.
Zubereitung und Dosierung nach Gebrauchsanweisung.

Estoma-Tee
(Dr. Schock u. Co. Nachf., Bad Wörishofen)

Zusammensetzung: Johanniskraut, Melisse, Fenchel, Löwenzahn, Pfefferminze, Schöllkraut und andere Heilpflanzen.
Heilanzeigen: Verdauungsstörungen verschiedener Ursachen, Appetitmangel, Sodbrennen.
Zubereitung und Dosierung nach Gebrauchsanweisung.

Frauentee
(Medipharma-Saar, Saarbrücken)

Zusammensetzung: Hirtentäschelkraut, Kamille, Weißdorn, Mistel, Raute, Schafgarbe und andere Heilpflanzen.

Heilanzeigen: speziell auf die Bedürfnisse des weiblichen Organismus abgestimmte Kombination zur Herz-
Kreislauf-Anregung. Verbesserung der Durchblutung
und Nervenstärkung.

Zubereitung und Dosierung nach Gebrauchsanweisung.

Fugacid Harnsäuretee
(Sabona GmbH, Feldkirchen)

Zusammensetzung: Faulbaumrinde, Sennesblätter, Anis,
Birke, Schafgarbe und andere Heilpflanzen.

Heilanzeigen: zu hohe Harnsäurewerte, ergänzend bei
Gicht und Rheuma, Anregung der Harnausscheidung,
leicht abführend.

Hinweis: Wegen des Gehalts an abführenden Pflanzen
nicht dauernd einnehmen.

Zubereitung und Dosierung nach Gebrauchsanweisung.

Gallosan-Tee
(Dr. Schock u. Co. Nachf., Bad Wörishofen)

Zusammensetzung: Löwenzahn, Melisse, Pfefferminze,
Schöllkraut und andere Heilpflanzen.

Heilanzeigen: Funktionsstörungen und Erkrankungen
des Leber-Gallenblasen-Systems.

Zubereitung und Dosierung nach Gebrauchsanweisung.

Gesundheitstee
(Medipharma-Saar, Saarbrücken)

Zusammensetzung: Ackerschachtelhalm, Birke, Brennessel, Faulbaumrinde, Pfefferminze, Schafgarbe und andere Heilpflanzen.

Heilanzeigen: Reinigung und Funktionsstörung von Magen und Darm, Verdauungsstörungen, mild abführend und entschlackend.

Hinweis: Wegen des Gehalts an abführenden Pflanzen nicht ständig einnehmen.

Zubereitung und Dosierung nach Gebrauchsanweisung.

Gicht-Rheuma-Tee
(Hevert-Arzneimittel, Sobernheim)

Zusammensetzung: Faulbaum-, Weidenrinde, Birkenblätter, Schafgarbe, Holunder und andere Heilpflanzen.

Heilanzeigen: Zu hohe Harnsäurewerte, ergänzend bei Rheuma und Gicht, mild abführend.

Hinweis: Wegen des Gehalts an abführender Faulbaumrinde nicht ständig einnehmen.

Zubereitung und Dosierung nach Gebrauchsanweisung.

Grippe-Tee
(Hevert-Arzneimittel, Sobernheim)

Zusammensetzung: Weidenrinde, Holunder-, Linden-,

Königskerzenblüten, Wacholder, Brennesseln und andere Heilpflanzen.

Heilanzeigen: ergänzende Behandlung bei fieberhaften Erkältungskrankheiten mit Schnupfen, Husten und Heiserkeit.

Zubereitung und Dosierung nach Gebrauchsanweisung.

Gurgeltee
(Medipharma-Saar, Saarbrücken)

Zusammensetzung: Eibisch, Eukalyptus, Kamille, Salbei und andere Heilpflanzen.

Heilanzeigen: zum Gurgeln bei Hals-, Rachen-, Mundhöhlen-und Zahnfleischentzündungen, zum Inhalieren bei Schnupfen und Entzündungen der oberen Atemwege.

Zubereitung und Dosierung nach Gebrauchsanweisung.

Hämorrhoiden-Varicen-Tee

Zusammensetzung: Kamille, Löwenzahn, Mistel, Hirtentäschelkraut, Hamamelis, Schafgarbe, Faulbaumrinde und andere Heilpflanzen.

Heilanzeigen: Hämorrhoiden und Krampfadern, insbesondere wenn Verstopfung besteht.

Hinweis: Wegen des Gehalts an abführender Faulbaumrinde nicht ständig einnehmen.

Zubereitung und Dosierung nach Gebrauchsanweisung.

Heliosantee
(Dr. Schock u. Co. Nachf., Bad Wörishofen)

Zusammensetzung: Fenchel, Melisse, Pfefferminze und andere Heilpflanzen.
Heilanzeigen: Beruhigung und Entspannung bei Nervosität.
Zubereitung und Dosierung nach Gebrauchsanweisung.

Herz-Kreislauf-Tee
(Hermes-Arzneimittel, Großhesselohe)

Zusammensetzung: Arnika, Herzgespann, Lavendel, Melisse, Mistel, Rosmarin, Weißdorn und andere Heilpflanzen.
Heilanzeigen: Kreislaufanregung, nervöse Herzbeschwerden, ergänzend bei leichter Herzschwäche.
Zubereitung und Dosierung nach Gebrauchsanweisung.

Leber-Gallen-Tee
(Hermes-Arzneimittel, Großhesselohe)

Zusammensetzung: Boldoblätter, Brennessel, Kamille, Löwenzahn, Ringelblume, Pfefferminze, Gelbwurzel, Sennesblätter und andere Heilpflanzen.
Heilanzeigen: Stärkung der Leber-Gallenblasen-Funktionen, ergänzend bei Leber-Gallenblasen-Krankheiten und damit verbundenen Verdauungsstörungen.
Hinweis: Wegen des Gehalts an abführenden Sennesblättern nicht dauernd einnehmen.
Zubereitung und Dosierung nach Gebrauchsanweisung.

Leber- und Gallentee »Galama«
(H. Folkerts GmbH, Grünwald)

Zusammensetzung: Kamille, Pfefferminze, Löwenzahn, Faulbaumrinde und andere Heilpflanzen.
Heilanzeigen: Stärkung der Leber-Gallenblasen-Funktionen, Verdauungsstörungen verschiedener Ursachen.
Hinweis: Wegen des Gehalts an abführender Faulbaumrinde nicht dauernd einnehmen.
Zubereitung und Dosierung nach Gebrauchsanweisung.

Magentee
(Hermes-Arzneimittel, Großhesselohe)

Zusammensetzung: Enzian, Fenchel, Gänsefingerkraut, Kalmus, Pfefferminze, Wegwarte und andere Heilpflanzen.
Heilanzeigen: Appetitmangel, Blähungen, Verdauungsstörungen, Mangel an Magensaft.
Zubereitung und Dosierung nach Gebrauchsanweisung.

Magen- und Darmtee »Galama«
(H. Folkerts GmbH, Grünwald)

Zusammensetzung: Anis, Fenchel, Kalmus, Kamille, Kümmel, Pfefferminze, Schafgarbe, Tausendgüldenkraut und andere Heilpflanzen.
Heilanzeigen: allgemeine Verdauungsbeschwerden, Magen-Darm-Störungen.
Zubereitung und Dosierung nach Gebrauchsanweisung.

Magen-Gallen-Leber-Tee
(Hevert-Arzneimittel, Sobernheim)

Zusammensetzung: Fenchel, Kalmus, Schafgarbe, Tausendgüldenkraut, Wermut und andere Heilpflanzen.
Heilanzeigen: Magen-Darm-Entzündungen, ergänzend bei Leber-Gallenblasen-Erkrankungen, allgemeine Verdauungsstörungen.
Zubereitung und Dosierung nach Gebrauchsanweisung.

Nerventee
(Fides GmbH, Baden-Baden)

Zusammensetzung: Baldrian, Gänsefingerkraut, Kamille, Melisse und andere Heilpflanzen.
Heilanzeigen: Nervosität, nervös-geistige Erschöpfung, Schlafstörungen.
Zubereitung und Dosierung nach Gebrauchsanweisung.

Nerven- und Beruhigungstee »Galama«
(H. Folkerts GmbH, Grünwald)

Zusammensetzung: Baldrian, Hopfen, Melisse, Pfefferminze, Rosmarin und andere Heilpflanzen.
Heilanzeigen: Nervosität, Schlafstörungen.
Zubereitung und Dosierung nach Gebrauchsanweisung.

Nieren-Blasen-Tee
(Hermes-Arzneimittel, Großhesselohe)

Zusammensetzung: Bärentraube, Birke, Bruchkraut, Goldrute, Hauhechel und andere Heilpflanzen.

Heilanzeigen: ergänzend bei Blasen-, Harnwegs- und Nierenleiden, Vorbeugung und Nachbehandlung bei Nierensteinleiden.

Zubereitung und Dosierung nach Gebrauchsanweisung.

Nerven- und Blasentee »Galama«
(H. Folkerts GmbH, Grünwald)

Zusammensetzung: Bärentraube, Birke, Hagebutte, Wacholder und andere Heilpflanzen.

Heilanzeigen: wie Hermes-Nieren-Blasen-Tee.

Zubereitung und Dosierung nach Gebrauchsanweisung.

Nieroxin Harntee
(Pharma-Osterholz GmbH, Osterholz-Scharmbeck)

Zusammensetzung: Goldrute, Wacholder und andere Heilpflanzen.

Heilanzeigen: wie Hermes-Nieren-Blasen-Tee.

Zubereitung und Dosierung nach Gebrauchsanweisung.

Periode-Tee
(Medipharma-Saar, Saarbrücken)

Zusammensetzung: Baldrian, Petersilie, Pfefferminze,

Raute, Ringelblume, Rosmarin, Schafgarbe, Sennesblätter und andere Heilpflanzen.

Heilanzeigen: schmerz- und krampflindernd während der Menstruation, bei stärkeren Regelbeschwerden ergänzend zur ärztlichen Behandlung.

Hinweis: Wegen des Gehalts an abführenden Sennesblättern nicht dauernd einnehmen.

Zubereitung und Dosierung nach Gebrauchsanweisung.

Regenerations-Tee

(Hevert-Arzneimittel, Sobernheim)

Zusammensetzung: Aloe, Arnika, Faulbaumrinde, Meisterwurz, Mistel und Weißdorn.

Heilanzeigen: Alters- und Aufbraucherscheinungen, altersbedingte Herz-Kreislauf-Störungen, Arterienverkalkung, Erschöpfungszustände, chronische Verstopfung.

Gegenanzeigen: Schwangerschaft, schwere Leberfunktionsstörungen.

Hinweis: Wegen der abführenden Pflanzen nicht dauernd einnehmen.

Zubereitung und Dosierung nach Gebrauchsanweisung.

Rheuma-Tee

(Hermes-Arzneimittel, Großhesselohe)

Zusammensetzung: Weidenrinde, Ackerschachtelhalm, Bohnenschalen, Faulbaumrinde, Efeu und andere Heilpflanzen.

Heilanzeigen: zu hohe Harnsäurewerte, ergänzend bei Rheuma und Gicht.

Hinweis: Wegen des Gehalts an abführender Faulbaumrinde nicht ständig verwenden.
Zubereitung und Dosierung nach Gebrauchsanweisung.

Rheumatee »Galama«
(H. Folkerts GmbH, Grünwald)

Zusammensetzung: Birke, Brennessel, Faulbaumrinde, Hagebutte, Senna, Wacholder, Weidenrinde und andere Heilpflanzen.
Heilanzeigen: ergänzend bei Rheuma und Gicht.
Hinweis: Wegen des Gehalts an abführenden Pflanzen nicht dauernd einnehmen.
Zubereitung und Dosierung nach Gebrauchsanweisung.

Rheumex-Tee
(Labopharma GmbH, Berlin)

Zusammensetzung: Birke, Bohnenschalen, Löwenzahn, Pfefferminze, Weidenrinde und andere Heilpflanzen.
Heilanzeigen: ergänzend bei Rheuma und Gicht.
Zubereitung und Dosierung nach Gebrauchsanweisung.

Schlankheitstee
(Medipharma-Saar, Saarbrücken)

Zusammensetzung: Birke, Bohnenschalen, Blasentang, Petersilie, Pfefferminze und andere Heilpflanzen.
Heilanzeigen: unterstützende Behandlung bei Übergewicht (neben der Reduktionsdiät) und Wassersucht.

Zubereitung und Dosierung nach Gebrauchsanweisung.

Schlankheits-Entfettungs-Tee
(Hevert-Arzneimittel, Sobernheim)

Zusammensetzung: Blasentang, Bohnenschalen, Faulbaumrinde, Johanniskraut, Löwenzahn, Pfefferminze und andere Heilpflanzen.
Heilanzeigen: wie Medipharma-Schlankheitstee.
Hinweis: Wegen des Gehalts an abführenden Pflanzen nicht dauernd einnehmen.
Zubereitung und Dosierung nach Gebrauchsanweisung.

Schlaf-Nerven-Tee
(Hermes-Arzneimittel, Großhesselohe)

Zusammensetzung: Kamille, Lavendel, Johanniskraut, Fenchel, Baldrian, Hopfen, Pfefferminze und andere Heilpflanzen.
Heilanzeigen: Nervosität, Schlafstörungen, Harmonisierung des vegetativen Nervensystems.
Zubereitung und Dosierung nach Gebrauchsanweisung.

Stoffwechsel-Tee
(Hevert-Arzneimittel, Sobernheim)

Zusammensetzung: Kamille, Huflattich, Erdbeer-, Walnußblätter, Bohnenschalen, Rosmarin, Kreuzdorn, Besenginster und andere Heilpflanzen.
Heilanzeigen: Störungen des Lymphsystems, Anregung

der Körperabwehr, Leberschutz, Entschlackung, ergänzend bei Hautleiden, allgemeine Stoffwechselanregung. Zubereitung und Dosierung nach Gebrauchsanweisung.

Stopftee
(Mediapharma-Saar, Saarbrücken)

Zusammensetzung: Tormentillwurzel, Eichenrinde, Walnußblätter, Kamille, Pfefferminze und andere Heilpflanzen.
Heilanzeigen: Durchfall, Darmkrämpfe und Blähungen.
Zubereitung und Dosierung nach Gebrauchsanweisung.

Teufelskralle-Tee
(Alsitan GmbH, Greifenberg)

Zusammensetzung: Wurzel der südwestafrikanischen Heilpflanze Harpagophytum procumb. (Teufelskralle).
Heilanzeigen: Entgiftung und Entschlackung vor allem bei Gicht und Rheuma sowie zur Blutreinigungskur im Frühjahr und Herbst.
Zubereitung und Dosierung nach Gebrauchsanweisung.

Venentee
(Hermes-Arzneimittel, Großhesselohe)

Zusammensetzung: Roßkastanie, Malvenblüten, Pfefferminze, Goldrute, Löwenzahn, Sennesschoten und andere Heilpflanzen.
Heilanzeigen: Vorbeugung von Durchblutungsstörungen in den Venen, ergänzend bei Krampfadern.

Hinweis: Wegen des Gehalts an abführenden Sennesschoten nicht dauernd anwenden.

Zubereitung und Dosierung nach Gebrauchsanweisung.

Wurmtee

(Mediapharma-Saar, Saarbrücken)

Zusammensetzung: Faulbaumrinde, Sennesblätter, Ringelblume, Thymian, Wermut, Kamille, Pfefferminze und andere Heilpflanzen.

Heilanzeigen: Wurmleiden (vor allem bei Kindern) und deren Symptome, wie Leibschmerzen, Magenbeschwerden, Afterjucken und Müdigkeit.

Hinweis: Wegen des Gehalts an abführenden Wirkstoffen nur zur Wurmkur, nicht über längere Zeit verwenden; ärztliche Kontrolle des Erfolgs ist erforderlich.

Zubereitung und Dosierung nach Gebrauchsanweisung.

Zirkulations- und Venentee

(Mediapharma-Saar, Saarbrücken)

Zusammensetzung: Blasentang, Bohnenschalen, Mistel, Schafgarbe, Ackerschachtelhalm, Weißdorn und andere Heilpflanzen.

Heilanzeigen: zur Stärkung der Arterien und Venen, ergänzend zur Behandlung von Arterienverkalkung und Krampfadern.

Zubereitung und Dosierung nach Gebrauchsanweisung.

Sachregister

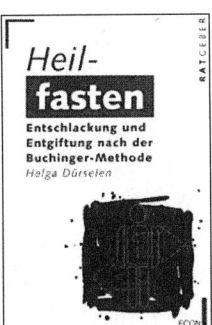

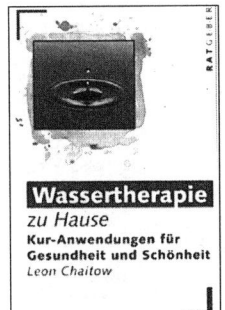

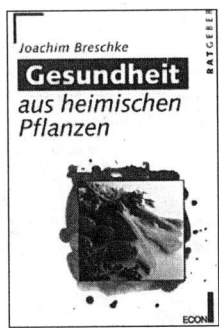

Helga Dürselen
Heilfasten
Entschlackung und
Entgiftung nach der
Buchinger-Methode
TB 20191-3

Heilfasten ist nicht nur
eine Methode, um über-
flüssige Pfunde zu verlier-
en. Richtig durchgeführt,
bedeutet es Heilung für
Leib und Seele.

Aus dem Inhalt:
● Erfahrungsberichte
● Methoden des
  Heilfastens
● Ernährung nach dem
  Fasten
● Heilfasten in der Klinik
  und zu Hause
● Originalrezepte aus der
  Buchinger-Klinik in Bad
  Pyrmont

Leon Chaitow
Wassertherapie zu Hause
Kur-Anwendungen für
Gesundheit und
Schönheit
TB 20507-2

Normalerweise muß man
für eine Wassertherapie
teure Kurorte besuchen.
Chaitow erklärt, wie man
zu Hause leicht anwend-
bare Heimkuren durch-
führen kann, die den
Körper sowohl entgiften
als auch verschönern.
Bäder und Aromaöle
bringen wieder ins
Gleichgewicht, pflegen
die Haut, heilen und
lindern viele
Beschwerden.

Joachim Breschke
**Gesundheit aus
heimischen Pflanzen**
TB 20500-5

Ungeahnte Heilkräfte
finden sich in vielen
heimischen Zierstauden
und Kräutern, Obst- und
Gemüsesorten. Immer
mehr Menschen nutzen
diese natürlichen Heil-
mittel zur Steigerung ihres
Wohlbefindens. Joachim
Breschke zeigt, welche
Kräfte in den Pflanzen unserer unmittelbaren Um-
gebung schlummern und
wie diese richtig zu-
bereitet werden können.

ECON TASCHENBÜCHER

ECON

ECON RATGEBER

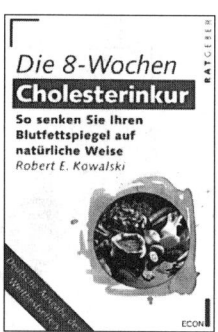
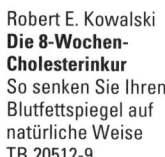

Die 8-Wochen **Cholesterinkur**
So senken Sie Ihren Blutfettspiegel auf natürliche Weise
Robert E. Kowalski

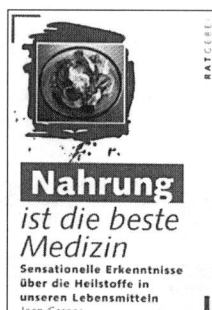

Nahrung ist die beste Medizin
Sensationelle Erkenntnisse über die Heilstoffe in unseren Lebensmitteln
Jean Carper

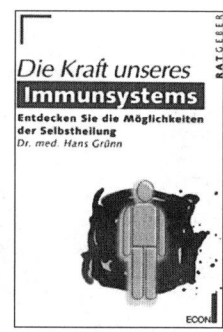

Die Kraft unseres **Immunsystems**
Entdecken Sie die Möglichkeiten der Selbstheilung
Dr. med. Hans Grünn

Robert E. Kowalski
Die 8-Wochen-Cholesterinkur
So senken Sie Ihren Blutfettspiegel auf natürliche Weise
TB 20512-9

Nahezu jeder zweite ist von einem überhöhten Cholesterinspiegel betroffen, ob durch Veranlagung, falsche Ernährung oder Streß. Mit Robert E. Kowalskis Kur senken Sie Ihren Blutfettspiegel natürlich. »Seine Methode wurde in Kliniken erprobt und von führenden amerikanischen Kardiologen als wirksam empfohlen.« (Cosmopolitan)

Jean Carper
Nahrung ist die beste Medizin
Sensationelle Erkenntnisse über die Heilstoffe in unseren Lebensmitteln
TB 20504-8

Starker Kaffee gegen Asthma, Fisch zur Vorbeugung von Migräne und Milch gegen Bronchitis: Durch gezielte Nahrungsaufnahme können akute und chronische Krankheiten gelindert oder vermieden werden – und das ganz ohne Nebenwirkung.
Jean Carper gibt in ihrem Buch praktische Hinweise auf Heilstoffe in Lebensmitteln und leitet zu richtigen »Anwendungen« an.

Dr. med. Hans Grünn
Die Kraft unseres Immunsystems
Entdecken Sie die Möglichkeiten der Selbstheilung
TB 20509-9

Wie stark ist der Einfluß der Seele auf den Körper? Hans Grünn zeigt, daß jeder Mensch in der Lage ist, viele bisher unbekannte Heilungssubstanzen selbst zu aktivieren. Dies bietet uns allen die Chance, selbst auf Krankheiten Einfluß zu nehmen und die Stabilität unserer Gesundheit entscheidend zu erhöhen.

ECON TASCHENBÜCHER

ECON

ECON RATGEBER

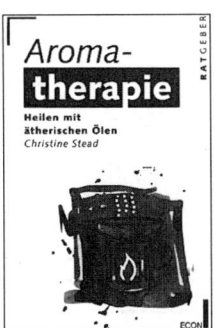

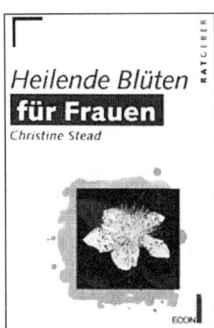

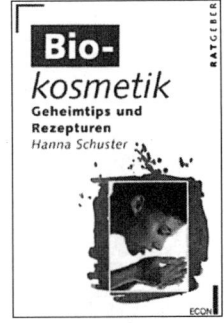

Christine Stead
Aromatherapie
Heilen mit ätherischen
Ölen
TB 20340-1

Die Aromatherapie ist
eine Heilkunst, die
ätherische Öle von
verschiedenen Pflanzen
einsetzt, um die Ge-
sundheit des Körpers und
der Seele zu fördern. Die
Autorin erläutert die
Eigenschaften und Ein-
satzmöglichkeiten von
ätherischen Ölen, gibt
Ratschläge für Massagen
und schlägt verschiedene
Ölmischungen für häufig
vorkommende Beschwer-
den vor.

Christine Stead
**Heilende Blüten für
Frauen**
TB 20521-8

Natürlich ist die Blüten-
therapie nicht nur für
Frauen geeignet. Doch in
diesem Buch geht es
ausschließlich um Krank-
heiten und die Bedürf-
nisse von Frauen. So
erläutert Christine Stead
ausführlich den Gebrauch
der Blütenessenzen bei
Menstruationsbeschwer-
den, in der Schwanger-
schaft, in den Wechsel-
jahren, aber auch bei
typisch weiblichen
Alltagsbeschwerden.

Hanna Schuster
Biokosmetik
Geheimtips und
Rezepturen
TB 20498-X

Seit über 40 Jahren sam-
melt Hanna Schuster
Erfahrungen im Bereich
Naturkosmetik – selbst
Filmstars und Prominente
wie Jil Sander schwören
auf ihre Produkte. In
diesem Buch bietet die
Autorin einen kompletten
Leitfaden zur kosme-
tischen Selbstbehandlung
– hochwertige Cremes
und Lotionen können
nach Rezept problemlos
hergestellt werden.

ECON TASCHENBÜCHER

ECON